Ricardo de Menezes Macedo

Renúncia à arte

Ensaio sobre a razão utilitária da medicina contemporânea

São Paulo, 2014

Copyright do texto © 2014 Ricardo de Menezes Macedo
Copyright da edição © 2014 Escrituras Editora

Todos os direitos desta edição reservados à
Escrituras Editora e Distribuidora de Livros Ltda.
Rua Maestro Callia, 123
Vila Mariana – São Paulo, SP – 04012-100
Tel.: (11) 5904-4499 – Fax: (11) 5904-4495
escrituras@escrituras.com.br
www.escrituras.com.br

Diretor editorial: Raimundo Gadelha
Coordenação editorial: Mariana Cardoso
Assistente editorial: Amanda Bibiano
Revisão: Jonas Pinheiro e Paulo Teixeira
Capa, projeto gráfico e diagramação: Vaner Alaimo
Impressão: Graphium

Dados Internacionais de Catalogação na Publicação (CIP)
(Câmara Brasileira do Livro, SP, Brasil)

Macedo, Ricardo de Menezes
    Renúncia à arte: ensaio sobre a razão
utilitária da medicina contemporânea / Ricardo
de Menezes Macedo. – São Paulo: Escrituras
Editora, 2014.

    ISBN 978-85-7531-464-7

    1. Ensaios 2. Medicina – História 3. Medicina –
Prática 4. Médico e paciente I. Título.

13-10403	CDD-610

Índices para catálogo sistemático:
1. Ensaios: Medicina 610

Impresso no Brasil
Printed in Brazil

À Bia,

que me dá amor,

e que me deu Francisco.

SUMÁRIO

INTRODUÇÃO 7
Para ler este ensaio... 11

PRIMEIRA PARTE – Modernidade e pós-modernidade........................... 13
1 – Bases teóricas da discussão... 13
2 – Os conceitos de modernidade 16
3 – O sujeito instrumentalizado 25
   3.1 – O "espírito" do capitalismo segundo Max Weber................. 26
   3.2 – A civilização segundo Freud – liberdade *versus* segurança...... 31
   3.3 – Arte e técnica segundo Heidegger.................................. 41
   3.4 – O biopoder, a biopolítica segundo Foucault 48

SEGUNDA PARTE – A medicina na modernidade............................... 57
4 – Modernidade e medicina.. 57
   4.1 – Os princípios da medicina.. 60
   4.2 – A crítica aos médicos e à medicina 63
   4.3 – A insatisfação para com o exercício da medicina.................. 70
   4.4 – O sujeito moderno.. 82
   4.5 – A norma médica contemporânea.................................... 99
      4.5.1– Experiência e ciência.. 107
      4.5.2 – A exigência de justificação................................... 123
      4.5.3 – A paixão "inocente" pela ordem – classificar para
         medicar 127
      4.5.4 – O tempo, ferramenta para normalizar........................ 136
   4.6 – O homem *medicalizado* 142
   4.7 – O "teocientificismo" (ou a medicina baseada na fé)........... 148
   4.8 – O biopoder sob o olhar da clínica 169
   4.9 – O médico e o paciente, uma relação sem sujeito 177
   4.10 – A medicina *prêt-à-porter* 183

CONCLUSÕES 186
5 – Renúncia à arte 186
6 – Sobre uma medicina a ser inventada...................................... 189

REFERÊNCIAS... 192

INTRODUÇÃO

Qual é o espírito da decisão médica no mundo contemporâneo? Logo os médicos responderão que é o bem-estar de nossos pacientes, o pilar dos princípios da medicina. Acredito que confiamos fielmente nisso. A ciência e a técnica nos dão as condições, hoje, de dar a esse desejo uma materialidade jamais imaginada.

Mas o sentido do mundo contemporâneo é determinado por esses mesmos princípios? Quando a pergunta é feita assim de forma inversa, a resposta que encontramos parece mais complexa.

Nas últimas décadas, os médicos e a própria prática médica têm passado por mudanças tanto do ponto de vista tecnológico, como das características subjetivas do trabalho médico. Porém, parece estranho notarmos que, mesmo em situações em que as condições são satisfatórias – como remuneração e acesso a avançadas técnicas da medicina –, há uma certa aura de insatisfação para com a profissão médica. Indo um pouco mais longe, o exercício da prática médica vive hoje, como num paradoxo, um ambiente de profundo mal-estar.

A importância de tal tema levou uma série de entidades a se preocuparem permanentemente com o assunto. Entre elas, a *American Board of Internal Medicine Foundation* (Abim) lançou um projeto no ano 2000, que divulgou em todo o mundo a "Carta sobre o Profissionalismo Médico".[1] Logo na introdução, o texto dizia que as mudanças nos sistemas de saúde nos países do mundo industrializado ameaçam profundamente os valores da profissão médica. Os autores avançam ainda mais indicando que as condições da prática médica moderna podem incentivar os médicos a abandonar seu compromisso para com a primazia do bem-estar do seu paciente. Para se ter uma ideia da importância desse documento, ele foi simultaneamente publicado em duas das mais prestigiosas revistas médicas no ano de 2002, na *Annals of Internal Medicine* e no *The Lancet*. Passados quinze meses, o projeto conseguiu publicar o documento nas principais revistas de saúde

---

1 Cf. *Medical professionalism in the new millennium: a physician charter*, 2002.

do planeta, sendo traduzido para mais de uma dezena de línguas.[2] Desde então, esse documento é referência introdutória em um dos principais tratados de medicina interna como o *Cecil, Textbook of Medicine*.[3]

Como veremos adiante, esse documento parte de três princípios e dez compromissos a serem observados pelos médicos: a prioridade do cuidado do paciente, seguido da autonomia do paciente e da justiça social. O médico deve não apenas estar atento, mas preparado para alcançar esses princípios junto ao paciente. Ou seja, a relação médico-paciente deve-se prolongar muito além da relação estabelecida no ambiente da atenção entre os dois.

Porém, exercendo a medicina nos últimos 25 anos, como um clínico que vive da observação de pacientes praticamente todos os dias, frequentemente eu me via indagando se esses princípios eram os reais valores que norteavam a profissão médica. Como professor universitário, eu discutia isso com meus alunos e pares. Havia uma certa contradição: como poderia uma profissão alicerçada por princípios tão nobres e humanitários estar sujeita à insatisfação?

Sabemos bem que o médico é um profissional que conta com o respeito da sociedade, sendo indubitável o valor tanto objetivo quanto subjetivo dessa profissão, sustentada em valores e princípios cuja influência social é inquestionável.

Uma impressão apressada poderia indicar que o fator preponderante dessa nova condição médica poderia estar relacionado à preponderância das políticas chamadas "de mercado", forma de pensar na vida contemporânea. Mas isso era ainda muito pouco, ainda estávamos nas consequências e não nas causas.

Assim, eu corria o risco de, ao pretender um aprofundamento, chegar ao mesmo lugar onde o senso comum impera, sugerindo que os médicos estariam apartados do seu juramento original ou de qualquer espírito universal. Forçados pela sobrevivência, permitiriam a predominância do mercado, do dinheiro, sobre a sua chamada arte.

Mas seria isso mesmo? Uma categoria poderia perder, coletivamente, seu caráter? Ou ainda, qual seria o seu caráter original? Haveria algum, do ponto de vista coletivo? E, por que, indo um pouco mais longe, esse caráter

---

2 Cf. Blank et al., 2003.
3 Cf. Goldman et al., 2008.

teria tomado as feições que se lhe apresentam agora? Ou mesmo, esse desenho da medicina – reconhecido como novo, ou contemporâneo – lhe é salutar ou não? É inexorável ou não?

Há, ainda, de se perguntar: os mecanismos e as formas de atuarmos politicamente são eficientes? Ou o tempo não nos deu, ainda, as condições que produzissem um certo bem-estar? Ou os próprios mecanismos que elaboramos ao longo do tempo não dão conta de uma realidade adversa a qualquer elaboração institucional? Assim, caso a primeira preposição seja verdadeira, não nos caberá alternativa a não ser a de continuarmos caminhando com nossas limitações até que a desordem geral de tudo se funde num caos luminoso para, enfim, algo acontecer. Não me parece um caminho auspicioso.

No entanto, cabe-nos responder a outra dúvida: os elementos políticos de representação dos quais dispomos são aqueles capazes de alguma transformação? Ou esse modelo se exauriu? Na possibilidade desta última preposição, estamos autorizados a refletir sobre nosso tempo presente, caso contrário, nos veremos sob o risco de caminharmos com ferramentas imprestáveis para a nossa época.

Assim, o tempo pós-moderno, ou da alta-modernidade dá forma ao presente. Nessa época das coisas objetivas é possível uma reflexão subjetiva? A solução para um retorno ao tempo perdido poderia ser realizada? Ela é necessária? Sob que nova forma ela viria? Alguns pensam que a arte é o único instrumento capaz de vislumbrar luz em qualquer escuridão. A compreensão da medicina como uma arte seria uma forma de libertá-la da concretude volátil das coisas?

Outro fator de interesse é a qualificação dos autores que escrevem sobre a atividade médica. Vários são filósofos, sociólogos, médicos que embrenharam pela filosofia, psicanálise e que nestes campos do conhecimento alcançaram repercussão e reconhecimento. Recorreremos a eles com as devidas citações nas páginas seguintes. No entanto, pouco há na literatura, especificamente sobre o tema que proponho, em que o autor é um clínico, que vive e trabalha, diariamente, em uma atividade clínica, em contato contínuo com o paciente. As discussões sobre ética, sobre a atividade médica, feitas por médicos clínicos, independente de sua especialidade, acabam, quase sempre, reafirmando, fervorosamente, os princípios da medicina, tal uma expiação, um álibi, sentimento do qual o mundo real logo trata de aplacar.

O conteúdo deste ensaio é, portanto, formado por impressões muito pessoais, mas que, como determina a prática médica, são também sustentadas, como veremos, em extensa pesquisa na literatura médica. Quanto a essa pessoalidade, cabe aqui algumas últimas palavras. É justamente dela que a universidade, hoje, tenta se esquivar quando fala em pesquisa científica. Para validar o pensamento como tal, devemos subtrair dele as singularidades, as percepções, as confusões e conflitos subjetivos, e nos ater à prova concreta e "inequívoca" das pesquisas. O método científico acaba por restringir de tal forma o pensamento livre do autor, que quando aplicado isoladamente à medicina – arte ampla que desconhece fronteiras, sendo por isso mesmo repleta de incertezas – esta fica limitada apenas àquilo que pode ser contado, mensurado, ou provado.

Ora, justamente o contar, medir e provar nos vêm como precioso auxílio ao raciocínio, ao julgamento clínico, mas representa apenas uma parte dos recursos aplicados na medicina. Embora o método científico nos seja extremamente útil no trabalho cotidiano, na tomada rápida de decisões, limitar-se a ele é, de certa forma, fazer-se surdo à amplidão da medicina, é crer-se culto ao jactar-se de números extraídos de uma ciência mal-escrita e apressadamente interpretada, é camuflar-se de conhecimento superficial para ocultar uma ignorância abissal sobre o homem, sobre o mundo, e sobre si mesmo, o médico.

Não creio, contudo, que há incompatibilidade entre o conhecimento técnico e científico e a investigação sobre o dilema humano por meio da experiência e da subjetividade, expressos em cada consulta, cada exame, cada olhar. A chamada arte médica nos exige debruçar cotidianamente sobre amplos espectros.

Este livro é o resultado de minha tese de doutorado, cujo objetivo era estudar qual o papel dos princípios da medicina no mundo atual, na contemporaneidade. O que agora é publicado em livro é um convite para a reflexão sobre a medicina, mas também para além dela.

A clínica nos fornece alguns parâmetros para a tomada de decisões. Mesmo que um diagnóstico já esteja formulado, ou mesmo após iniciarmos a propedêutica ou a terapêutica, sempre nos colocamos em alerta para outras possibilidades de intervenções. Observar, ainda que aparentemente as conclusões já se avizinhem, é o imperativo da clínica, ou da arte médica, como dizia Willian Osler (1901).

Se a observação de uma sociedade, de um determinado tempo ou sujeito pode ser uma janela para a observação do mundo, tomo de empréstimo as contradições da medicina e do médico contemporâneo para tentar melhor compreender o mundo presente.

Para ler este ensaio

Para que possamos melhor compreender o tempo presente, apresento, na primeira parte deste livro, uma elaboração sobre o que seria a contemporaneidade. Nela, são apresentadas as bases teóricas e os conceitos de modernidade e de pós-modernidade.

Para tal discussão alguns autores clássicos, que pensaram sobre a modernidade, são convocados a nos emprestar suas ideias. Proponho, dessa forma, que há aí um importante ponto de convergência na linha de pensamento desses autores, justamente quando eles referem-se a um possível caráter instrumentalizado do homem contemporâneo. Assim, tentei estabelecer uma conexão entre o pensamento desses autores e as ideias propostas neste livro.

Na segunda parte, abordarei as relações entre a modernidade e a medicina contemporânea.

É nesse momento em que discutirei, como se comportam e se metamorfoseiam – sob o império da pós-modernidade – os princípios da medicina, a relação médico-paciente, a satisfação dos médicos, as informações levadas a eles pela literatura médico-científica por intermédio das publicações nas grandes revistas médicas. Debaterei, portanto, sob quais condições e sob quais premissas os médicos da atualidade tomam suas decisões.

PRIMEIRA PARTE
Modernidade e pós-modernidade

1 – Bases teóricas da discussão

Primeiro é fundamental que estabeleçamos já o conceito de modernidade que iremos empregar neste livro. Para tanto, discutiremos não apenas o conceito de modernidade, como também a compreensão, segundo alguns autores, na qual essa modernidade não se deu de forma linear, ela passou por transformações que exigiram novas formulações, novos nomes. Esses conceitos serão detalhados com as devidas referências no capítulo 2.1.

Em seguida (capítulo 2.2), serão discutidas as concepções de autores diversos sobre um tema único; o sujeito instrumentalizado.

A escolha desses autores merece uma sustentação preliminar.

É bom lembrar que este trabalho não é conduzido por um sociólogo ou mesmo um iniciante em filosofia. Ele é elaborado por um clínico que, logo de início, se interessou por um aparente paradoxo no qual a prática médica estaria em conflito para com os princípios norteadores da medicina, e isso poderia ser fonte de certo mal-estar entre esses profissionais.

Neste sentido, sem uma experiência especializada, podemos dizer assim, no estudo de outras áreas que não a medicina, a escolha de autores tornou-se um empreendimento extremamente difícil, já que, dependendo da linguagem ou força de expressão de um dado autor, eu poderia sentir-me atraído por ideias que não fossem expressão ou sustentação de uma argumentação mais acadêmica. É por esta razão que procurei textos reconhecidamente clássicos sobre o tema para fundamentar a base teórica pretendida.

Antes de tudo, havia a necessidade de procurar entender como era o tempo presente para depois analisar como nele se inseriam os médicos. Portanto, havia a necessidade de compreender o que alguns chamavam de modernidade e outros de pós-modernidade, ou ainda hipermodernidade, como veremos adiante.

Neste sentido, procurei me orientar com professores da minha universidade sobre quais eram os textos fundamentais que me pudessem ajudar nessa tarefa. De início, fui apresentado à leitura de Alain Touraine no seu livro *Crítica da modernidade*. Causou-me grande interesse a percepção que esse sociólogo fazia do nascimento do sujeito como característica dessa modernidade. A análise desse livro abriu o leque para uma série de outras leituras.

Cabe aqui ressaltar a importância que teve a minha convivência com um grupo de discussão coordenado pelo psicanalista Célio Garcia, orientador da tese que originou este trabalho, que se reúne mensalmente nos Seminários da Rua Santa Maria de Itabira, Belo Horizonte, local onde regularmente ocorre.

Nestes seminários, tive a oportunidade de apresentar minhas ideias e, a partir dessas discussões, colher novas referências de leitura.

Chamou-me a atenção que, embora a maioria dos participantes dos Seminários fossem psicanalistas, a discussão ampliava-se para a compreensão do mundo sob vários aspectos e domínios. Várias leituras surgiram em razão dessa convivência.

É neste sentido que outros autores que se seguiram ou contribuíram com críticas ou continuidade ao pensamento de Alain Touraine foram surgindo e tomando importância neste texto.

Mas, sem dúvida, causaram-me maior esforço e dedicação as grandes ideias que pensavam sobre o sujeito contemporâneo. A escolha dos autores que analiso não é aleatória. Se inicialmente minha intenção era entender o pensamento do homem contemporâneo, logo a leitura me dirigiu para uma particularidade desse sujeito: a sua instrumentalização. É neste aspecto que a escolha dos autores principais da fundamentação teórica foi se afunilando para se limitar àqueles que se apresentavam como formuladores das ideias originais. Não que não possam ou não tenham sido contestados. Mas eles sempre surgiram como referências nos textos sobre o homem contemporâneo. Se a preocupação com esse "sujeito instrumentalizado" não era a pretensão inicial deste trabalho, ela se consubstanciou no curso da leitura dos quatro autores que elegi como *iniciadores* da estrutura da teoria proposta.

Antes de tudo, para entender o homem neste momento atual, não pode nos escapar a ideia do paradigma predominante no período que elegemos como estudo. Esta é a época de predomínio do capitalismo. Mesmo nos momentos em que foi colocado ao mundo outra alternativa a este sistema, ou mesmo quando o capitalismo se viu sem anteparos, como após o colapso da alternativa socialista, ou do socialismo real, o capitalismo sempre se impôs como o paradigma da época moderna, mesmo para quem se contrapõe a ele como modelo ou não. Neste sentido, entender como era o "espírito" desse sistema e como ele agia sobre os homens, era de importância capital para este trabalho. A leitura de *A ética protestante e o espírito do capitalismo* de Max Weber, escrito em 1904 e revisado pelo autor em 1920, foi o ponto de partida para se compreender a modernidade e suas implicações sobre o sujeito. Entretanto, causou-me especial curiosidade a estruturação de um sujeito que, livre da ascese monástica, estava submetido à instrumentalização por meio dos paradigmas modernos, como a ciência e a técnica.

Já a escolha de Freud se deu por outros caminhos. Antes de tudo o livro *O mal-estar na civilização* já havia me causado grande impressão fazia muitos anos, seja pelos pensamentos da psicanálise sobre a civilização, ou mesmo no sentimento das potencialidades ou limitações desse homem diante da modernidade. Segundo o biógrafo do psicanalista, Peter Gay, esse é o livro mais sombrio de Freud.[4] Sabe-se que Freud já desenvolvia essa ideia havia décadas. Em artigo publicado sob o título *A moral sexual 'civilizada' e doença nervosa moderna*, Freud já se referia sobre os efeitos da modernidade sobre o indivíduo: "Refiro-me ao aumento, imputável a essa moral, da doença nervosa moderna, isto é, da doença nervosa que se difunde rapidamente na sociedade contemporânea".[5] Ser-nos-á de grande valia o estudo que o autor desenvolve no sentido de nos dizer sobre a terrível troca que o homem fez na contemporaneidade, a liberdade pela segurança. Assim, o sentimento de segurança, como poderemos ver, tentará encontrar abrigo e alívio no paradigma contemporâneo, fortemente alicerçado na técnica e na ciência.

Também a visão da essência da técnica e a ideia de arte empreendida por Martin Heidegger nos será de grande ajuda para analisarmos como tenderá a funcionar o pensamento médico contemporâneo. A ideia que o autor nos traz de arte seguramente é distinta da concepção "ingênua", por

---

4 Cf. Gay, 2002, p. 493.
5 Cf. Freud, 1976b, p. 188.

assim dizer, de um sentido sempre belo, elevado e sublime em que a palavra é habitualmente referenciada no discurso médico. A ciência e a racionalidade como paradigmas predominantes, como nos informa Boaventura Santos (2004), é pensada por Heidegger de uma forma tal que, como veremos, tornou-se leitura fundamental para o entendimento da modernidade. Por este motivo o elegemos como fonte fundamental de nosso estudo.

Por fim, cabe-nos ressaltar a importância de Michael Foucault no seu pensamento sobre a arqueologia do poder, em especial na categoria que fundou denominada biopoder, ou biopolítica, ou na estruturação da vida, do corpo, como instrumento de poder.

Dessa forma, esses autores, embora tenham vivido em épocas diferentes, e tenham escolhido formas de ver o mundo muito peculiares, cada qual contribuiu e influenciou o autor do presente trabalho para elaboração das ideias de um sujeito contemporâneo normatizado e instrumentalizado.

Portanto, como já nos havia adiantado Theodor Adorno, o ensaio teórico não fala de uma nova categoria, mas pensa novas ideias sobre o que já foi dito. É nesse sentido que propomos – ou, pelo menos ousamos propor – um diálogo com autores de diferentes matizes para nos ajudar a construir a nossa própria formulação.

2 – Os conceitos de modernidade

Não é um empreendimento fácil datar, ou mais ainda, conceituar a modernidade. Porém, nos é importante essa tarefa para contextualizarmos o pensamento médico na época em que ele torna-se objeto deste trabalho.

Moderno é adjetivo que foi introduzido pelo latim-clássico (século II a.C. a século I d.C.) e significa literalmente "atual", sendo empregado em nosso tempo no estudo da filosofia moderna, para designar o período da história ocidental, que começa depois do Renascimento, a partir do século XVII.[6]

Há, também, datações que colocam o tempo moderno, por convenção, como o período da história mundial, especialmente a europeia, que se inicia no fim da Idade Média e termina com a Revolução Francesa (1789),

---

6 Cf. Abbagnano, 1998, p. 679.

portanto no século XVIII.[7] A modernidade poderia ser entendida, portanto, por ser atual, como período que perpassa pela história desse tempo até os dias de hoje. Mas essas datações não são um consenso entre os estudiosos.

Mas nos é de maior interesse a procura de uma definição de modernidade. Parece-nos que a definição de Alain Touraine é particularmente sintética. O autor diz:

> A ideia de modernidade, na sua forma mais ambiciosa, foi a afirmação de que o homem é o que ele faz, e que, portanto, deve existir uma correspondência cada vez mais estreita entre a produção, tornada mais eficaz pela ciência, a tecnologia ou a administração, a organização da sociedade, regulada pela lei e a vida pessoal, animada pelo interesse, mas também pela vontade de se liberar de todas as opressões. Sobre o que repousa essa correspondência de uma cultura científica, de uma sociedade ordenada e de indivíduos livres, senão sobre o triunfo da razão?[8]

Já do ponto de vista da antropologia, esse movimento constituído ao longo de séculos foi aos poucos tornando-se sinônimo da enorme influência da primeira Revolução Industrial (1760-1830), dando forma à modernização do mundo ocidental, que é assim definida por S. N. Eisenstadt:

> Historicamente, a modernização é o processo de mudança em direção aos tipos de sistemas sociais, econômicos e políticos que se desenvolveram na Europa ocidental e na América do Norte desde o século XVII até o século XIX, e propagaram-se, em seguida a outros países.[9]

A modernidade significa o império da razão humana. Tomado pelas perspectivas da ciência e da técnica, o homem se imagina controlando a natureza. Essa ideia "substitui Deus como centro da sociedade pela ciência, deixando as crenças religiosas para a vida privada".[10]

Mas não basta que liguemos a modernidade à razão. Um fator essencial para o pensamento ocidental, ainda segundo Touraine, é que esse pensamento pretendeu que a razão ultrapassasse o seu sentido estreito para uma visão mais ampla, na qual se sobressaísse a ideia de uma sociedade

---

7 Cf. Houaiss, 2001, p. 1942.
8 Cf. Touraine, 2002, p. 9.
9 Cf. Leburthe-Tolra; Warnier, 1999, p. 20.
10 Cf. Touraine, 2002, p. 18.

racional, em que a razão não comandasse apenas as atividades científicas ou técnicas, mas influenciasse, também, nas decisões de governo, na administração das coisas.

Dessa forma, como efeito da racionalização, a modernidade trouxe consigo a "destruição dos laços sociais, dos sentimentos, dos costumes e das crenças chamadas tradicionais".[11]

Ora, se as coisas e a produção tinham um valor demasiado para o homem moderno, o sujeito fica em segundo plano em relação às suas obras e as coisas que fabrica. É nesse sentido que a ideologia modernista apontava para o desaparecimento do sujeito. Mas se esse sujeito desaparece do ponto de vista do indivíduo, ele reaparecerá mais tarde, já no século XVII, como sujeito social, a partir da Revolução Francesa. Porém, como num longo movimento pendular, esse novo ator social encontrará seu declínio como sujeito, quando ultrapassa a Revolução Industrial, em especial na sua segunda fase, em que há a massificação dos bens de consumo.[12]

A modernidade está situada sob o signo da racionalidade científica, herdada do iluminismo e, assim, considerada universal. Entretanto, embora essa modernidade seja moldada pela razão, os antropólogos avaliam que como ela abrangia todos os aspectos da existência – como a organização social e política, a família, o parentesco e a economia –, teria um caráter difusor, fazendo com que o conceito de modernidade se propagasse, então, para além dos países de origem, ligando-se, assim, a uma corrente sociológica,

> [...] segundo a qual as mudanças sociais se dão, sobretudo, pela difusão das informações a partir de um centro que é suposto produzi-las [...], o motor desta difusão é a racionalidade científica, portanto, universal, que se impõe às civilizações particulares, fundadas sobre outros modos de pensamento, chamadas de "pré-científicas", "pré-lógicos", e até "irracionais".[13]

Daí a modernização ser um processo em constante mudança. Ainda segundo Leburthe-Tolra e Warnier, a modernidade valoriza essa mudança e a inovação, quando o novo é interpretado como progresso. Nesse sentido, os autores descrevem que a modernidade "é uma sociedade que se acredita

---

11 Cf. Ibidem, p. 18-9.
12 Sobre a afirmação e derrota do sujeito, confira o capítulo 4.4, logo à frente.
13 Cf. Leburthe-Tolra; Warnier, 1999, p. 21.

voltada antes para o futuro que para o passado"[14], sendo esse último o lugar onde residem as datações clássicas dos conceitos sobre o que é moderno.

Mas esse termo tão intrincado assim dá margem a interpretações mais complexas que, ao contrário de apontarem para uma contradição, reforçam o sentido de amplo e contínuo da mudança, daí ser compreensível podermos falar de modernidade tanto no passado quanto no futuro, ou seja, ela fala também do tempo presente.

De forma simplificada, pode-se dizer que a ideologia do iluminismo e duas versões que dele surgiram – a liberal e a socialista – se constituíram como teorias da modernidade que, no entanto, são questionadas. Dessa forma, essa ideologia se impôs separando dois mundos: "a prática técnico-científica aplicada à natureza e a prática político-social aplicada ao humano".[15] Acredita-se que essas duas práticas estão imbricadas, sendo que a modernidade tentou dissociar os fatos a fim de os classificar em um e outro domínio.

Essas ideias vão de encontro ao que pensava Bruno Latour (1994), autor que propunha que a prática técnico-científica produzia "híbridos" que são fatos ao mesmo tempo técnicos, sociais e políticos que incorporam noções de tradição dentro da própria modernidade, cuja função, a rigor, seria a refutação dessa tradição. Seria uma ilusão, portanto, achar-se que os fatos da natureza e os fatos da sociedade são criados em espaços e tempos diferentes.

Se as sociedades da tradição e a etnoantropologia "não têm dificuldades em reunir num único discurso o imaginário, o poder, os procedimentos técnicos, o outro mundo dos espíritos e deuses", as sociedades modernas teriam uma prática idêntica àquelas das sociedades de tradição, "vivem de objetos híbridos, de objetos sociológicos e técnicos"[16], embora elas os ignorem. Esse argumento fundamenta o livro de Bruno Latour (1994) cujo título sintetiza essa discussão: *Jamais fomos modernos*.

Essas ideias surgem para corroborar a expressão dos historiadores Hobsbawm e Ranger, citados por Leburthe-Tolra e Warnier[17], na qual as sociedades modernas "inventam tradições a fim de justificar a inovação, ao passo que os modernos evocam, frequentemente, a novidade para justificar comportamentos antigos".

---

14 Cf. Ibidem, 1999, p. 21-2.
15 Cf. Ibidem, p. 23.
16 Cf. Idem.
17 Cf. Ibidem, 1999, p. 23-4.

Daí, a aparente contradição, na qual o sentimento antimoderno, não teria sentido, ou muito menos seria aplicável a expressão "pós-modernidade".

Entretanto, Jean-François Lyotard demarca e inaugura a expressão pós-modernidade em seu livro *A condição pós-moderna*. Esse período, segundo Lyotard, se destaca da modernidade propriamente dita, para designar a cultura dos países mais desenvolvidos após as transformações ocorridas em relação ao que o autor chama de "crise dos grandes relatos", afetando, assim, as regras dos jogos da ciência, como também das artes e da literatura, crise essa iniciada pela transformação de uma linguagem – as fábulas – pela linguagem científica. No método de análise lyotariana "é que falar é combater, no sentido de jogar, e que os atos de linguagem provêm de uma agonística geral".[18]

Esses grandes relatos – que o autor chama de "metarrelatos", por não serem estruturas meramente instrumentais e procurarem a verdade – acabam por se legitimar, formando regras próprias, transformando-os, assim, em filosofia. No momento em que há a passagem para um período pós-industrial, que Lyotard chama de cultura pós-moderna, o discurso científico se autolegitima como também um metarrelato, passando a se chamar de ciência moderna. O que caracterizaria essa pós-modernidade seria justamente a incredulidade, ou a descrença nesses metarrelatos como efeito do progresso científico.

Dessa forma, a linguagem pós-moderna substitui a linguagem sustentada nesses grandes relatos, trocando-a por definições fragmentadas, já que não há mais um referencial em função da descrença desses metarrelatos. A alternativa moderna se organiza por um fragmento, uma parcela do saber científico, estabelecendo um novo vínculo social por meio do "desempenho". Por conseguinte, o saber aparta-se do sujeito, transformando-se em "quantidades de informação", processo esse que estabelece uma

> relação entre fornecedores e usuários do conhecimento e o próprio conhecimento tende e tenderá a assumir a forma que os produtores e os consumidores de mercadorias têm com estas ultimas [últimas], ou seja, a forma valor. O saber é e será produzido para ser vendido, e ele é e será consumido para ser valorizado numa nova produção: nos dois casos, para ser trocado. Ele deixa de ser para si mesmo seu próprio fim; perde o ser valor de uso.[19]

---

18 Cf. Lyotard, 2008, p. 17.
19 Cf. Ibidem, p. 5.

Mesmo ao tentar se legitimar como metarrelato, a ciência, portanto, o faz de forma fragmentada, priorizando o desempenho e relegando o saber não mais à metafísica, ao conhecimento, mas a uma parcela dele. Se a formação moderna se sustentava na avaliação, na qual o saber era apenas um elemento constitutivo do saber, a pós-modernidade se apresenta como um conjunto de saberes sem se constituir um saber amplo do sujeito do ponto de vista metafísico, se tornando, dessa forma, apenas em um instrumento utilitário.

Assim, o próprio paradigma da ciência como um grande relato, no sentido amplo, também se desfaz:

> A "crise" do saber científico cujos sinais se multiplicam desde o fim do século XIX, não provém de uma proliferação fortuita das ciências, que seria ela mesma o efeito do progresso das técnicas e da expansão do capitalismo. Ela procede da erosão interna do princípio de legitimação do saber. Esta erosão opera no jogo especulativo, e é ela que, ao afrouxar a trama enciclopédica na qual cada ciência devia encontrar seu lugar, deixa-as se emanciparem.[20]

Nesse aspecto, observamos o saber como instrumento, sendo que "no contexto da deslegitimação, as universidades e as instituições de ensino superior são de agora em diante solicitadas a formar competência e não mais ideias".[21]

Entretanto, Anthony Giddens resiste em definir a sociedade contemporânea como pós-moderna ou pós-industrial. O autor opta por aplicar a terminologia de "alta-modernidade"[22] para favorecer a ideia na qual os princípios da modernidade são dinâmicos e ainda se encontram presentes na realidade atual. Segundo Dias[23], referindo-se a Giddens, o "termo alta-modernidade, ou modernidade tardia, ou modernização reflexiva, portanto, é definido pelo autor, como uma ordem pós-tradicional, que, longe de romper com os parâmetros da modernidade propriamente dita, radicaliza ou acentua as suas características fundamentais". Parece que, apesar de Giddens resistir aos termos de uma outra modernidade posterior ao moderno, ele acaba por concordar com Leburthe-Tolra e Warnier, no sentido de que a modernidade ainda reside no aprofundamento das contradições da tradição que a originaram.

---

20 Cf. Ibidem, 2008, p. 71.
21 Cf. Ibidem, 2008, p. 89.
22 Cf. Giddens, 2002, p. 17.
23 Cf. Dias, 2005, p. 87.

O debate não terminou. Como notam Leburthe-Tolra e Warnier[24], "certamente porque alguns séculos, na escala da história humana, representam um tempo muito curto para fazer seu balanço".

No entanto, há os defensores da expressão hipermodernidade. Lipovetsky evita o termo pós-modernidade julgando que "ele parece indicar uma grande ruptura na história do individualismo moderno, o fato é que ele é adequado para marcar uma mudança de perspectiva nada negligenciável nessa mesma história".[25] Ao contrário da pós-modernidade, momento em que "todos os freios institucionais que se opunham a emancipação individual se esboroam e desaparecem, dando lugar a manifestação dos desejos subjetivos, da realização individual, do amor-próprio"[26], a hipermodernidade se caracterizaria pelo "hiperconsumo", ou ainda, por um "hipernarcisismo".

Mas esse prefixo "hiper" é uma expressão que pode sugerir que estamos no momento extremo da modernidade, lugar, portanto, que se coloca como um divisor para outro momento além da modernidade. Mas, convenhamos, a pós-modernidade pode ser entendida da mesma forma. Pode-se, aí, incorrer em erro, avaliando que estamos vivendo esse período histórico na sua fase terminal. Essa ressalva é importante, já que não se pretende a arrogância de nos acharmos em algum ponto limite da história. Como bem lembra Touraine[27], "a ideia de modernidade não exclui a do fim da história, [...] mas o fim da história é mais o de uma pré-história e o início de um desenvolvimento produzido pelo progresso técnico, a liberação das necessidades e o triunfo do Espírito".

Em função dos objetivos a que nos propusemos e em relação ao tema que ora debatemos, achamos que a expressão "pós-modernidade" – da forma sugerida por Lyotard – é uma expressão mais adaptada e adequada ao nosso propósito.[28]

Feitas essas considerações, talvez agora seja o momento de falarmos sobre a crise dessa modernidade, ou o seu esgotamento. No momento em

---

24 Cf. Leburthe-Tolra; Warnier, 1999, p. 24.
25 Cf. Lipovetsky, 2004, p. 22.
26 Cf. Ibidem, 2004, p. 23.
27 Touraine, 2002, p. 17.
28 Também, quando ocorrer citação de um autor referindo-se a este período como hiper ou alta-modernidade, será respeitado o termo original por ele descrito.

que ela se "transforma em certo sentimento angustiante do sem-sentido, de uma ação que não aceita outros critérios que não os da racionalidade instrumental"[29], a modernidade abandona uma visão de mundo racionalista para substituí-la por uma ação puramente técnica, em que a racionalidade é colocada a serviço das necessidades. Tudo isso sem se dar conta da conjunção cultural que, também, guardava em si as ideias da tradição, da qual a modernidade, mesmo que tentasse, ainda não havia se libertado.

Assim, essa mesma modernidade se enfraquece na medida em que triunfa, na medida em que ela nos arranca dos limites estreitos da cultura local, da tradição, para nos arremessar na cultura de massa.

Touraine analisa quatro fragmentos da decomposição da modernidade após o seu triunfo, lançando mão das contribuições de Marx, Nietzsche e Freud, além de Max Weber.

Primeiro, como a modernidade se caracteriza pela luta contra o poder divino – Deus está ausente –, surge o homem, sua criatura, que se apresenta na história armado, podemos dizer assim, pelo seu desejo, desenvolvendo uma eterna luta entre esse sentimento e o império das leis que ele mesmo criou.[30]

Segundo, a introdução do consumo que no início albergava uma ideia de utilidade fundamental para a aquisição de bens indispensáveis, como a alimentação, segue atendendo aos que detêm maior condição de livre escolha, proporcionando o lazer, a vestimenta e a habitação. No entanto, o consumo alcança outro significado, o da linguagem, no momento em que passa a ser sinônimo de insaciável ascensão social. A questão do consumo como característica da contemporaneidade é também reforçada por Giddens e Lipovetsky.

Terceiro, a ideia e a organização, fruto de uma necessidade da produção vinda da técnica. Os organizadores e empresários se impõem no final do século XIX, em especial nos Estados Unidos. Os anos 1920 são os anos da racionalização e dos sindicatos, em especial na Alemanha. Já nos Estados Unidos e França, acontece a adaptação a esses tempos com o predomínio do pensamento produtivo e do taylorismo.[31]

---

29 Ibidem, 2002, p. 101.
30 Cf. capítulo 3.2 quando será analisado o texto de Freud *O mal-estar na civilização*.
31 Taylorismo: "sistema de organização do trabalho concebido pelo engenheiro norte-americano Frederick Winslow Taylor (1856-1915), com o qual se pretende alcançar o máximo de produção e rendimento com o mínimo de tempo e de esforço" (Houaiss, 2001).

Por fim, o quarto fragmento, destacado por Touraine como identificador da decomposição da modernidade, foram os movimentos políticos que se misturaram às lutas sociais dando forma ao nacionalismo.

A convergência desses fragmentos, como a sexualidade (desejo), o consumo mercantil, a empresa e a nação, dominaram, assim, a cena social da modernidade no início do século XX.

Chegando aos tempos atuais, podemos admitir que a modernidade contemporânea, vê-se dominada pelo pensamento ressurgido como o novo liberalismo, encontrando-se em um momento especial como descreve Robert Kurz:

> [...] em seu estado terminal, o sistema moderno torna-se, pois, a primeira sociedade totalmente sem reflexão da história. Junto com a capacidade de auto-reflexão [autorreflexão], ela perde também uma condição básica da existência humana. *E ainda*: Nessa inversão, a forma abstrata do dinheiro, até então um fenômeno marginal e delimitado da sociedade, sofreu um processo de "feedback" cibernético: a vida social foi submetida ao movimento de valorização do dinheiro, movimento que se tornou um fim abstrato em si mesmo. Na medida em que somente dava expressão a esse processo cego, o novo pensamento reflexivo, tal como o pensamento anterior, permanecia preso à metafísica, embora a uma metafísica secularizada, então liberta da religião: em vez da metafísica celeste de um cosmos divino, a metafísica mundana do dinheiro sem freios".[32]

Autor de *O colapso da modernização*, Robert Kurz escreveu, em 1999, um artigo no jornal *Folha de S. Paulo* intitulado "O tédio mortal da modernidade". Lá, ele observa um grande vazio nesse período contemporâneo, em que o que ele chama de crise social do globo, não aponta mais para a conquista de novos horizontes. Enfatiza que a grande tarefa para a humanidade "soa não só antiquada, mas também, ingênua e até fora de moda". Sua avaliação caminha no sentido de que o capitalismo, triunfante e ao mesmo tempo decadente, na sua concepção pós-moderna, se transformou num sistema alicerçado na mera produção de mercadorias,

> [...] petrificado numa pressa sem alvo, tem de sobreviver a seu estado de esgotamento cultural a fim de seguir rodando por inércia, eternidade afora.

---

32 Cf. Kurz, *A filosofia como farsa*, 2000.

A teoria pós-moderna é de certa maneira a caricatura de um guia, na medida em que aponta em todas as direções ao mesmo tempo, sem fixar nenhum sentido. *Característica deste momento, ele continua*; Tal como o homem só pode se constituir como indivíduo dentro da sociedade, como indivíduo ele só pode cultivar conteúdos e objetivos sociais. O indivíduo voltado exclusivamente a si mesmo é por força vazio, incapaz de forjar conteúdos próprios; seus projetos se esvaem na trivialidade fútil.[33]

Kurz avalia ainda nesse texto que o capitalismo caminha como numa depreciação permanente do passado, da história, em que "o 'novo', a moda, o desenvolvimento econômico infindo, a perpétua mobilidade como valor em si mesmo vigoram independentemente de sua qualidade". Assim, sem a valorização e interpretação do passado, a contemporaneidade, de certa forma, interdita a crítica mais radical, sendo essa justamente a que "a pós-modernidade descarta como impensável". É como se o pensamento pós-moderno, prescindindo do passado, olhasse apenas para o futuro, um tempo estéril, sem alicerce histórico, cujos valores são aqueles imediatos ditados pela mídia, tendo como objeto o consumo. Podemos pensar que um futuro sem passado é também um tempo que prescinde da experiência. Mas como vimos nas páginas anteriores neste capítulo, o sentimento de futuro da modernidade carrega em si também o sentimento das tradições, ora um se sobrepondo ao outro para se dizer que algo novo está em marcha.

3 – O sujeito instrumentalizado

O sujeito, como no entendimento de Alain Touraine, nasceu com a modernidade. Entretanto uma série de mecanismos contribuiu para que esse sujeito sofresse transformações ao longo deste período. Como bem notou Anthony Giddens, o tempo moderno constrói categorias específicas que agem reflexivamente sobre o indivíduo, moldando-o ao tempo presente.

Para melhor entender os mecanismos que levaram à formação intelectual do sujeito moderno, tomei de empréstimo o pensamento de quatro autores do século XX. O motivo da escolha destes autores, como já discutido

---

33 Cf. Kurz, *O tédio mortal da modernidade*, 1999.

anteriormente, se deveu em função do reconhecimento que seus trabalhos adquiriram ao longo do tempo, no sentido de se procurar entender como esse indivíduo pensa e atua nos tempos atuais.

O que chama a minha atenção e permite uma conexão entre autores de épocas e motivações intelectuais diversas é o laço possível que nos faz entender a instrumentalização do homem contemporâneo.

Ao longo deste texto, procurarei estudar como a participação de cada um desses autores contribuiu para a compreensão desse homem instrumentalizado.

Outros autores serão convocados para nos esclarecer e melhor contextualizar estes clássicos no tempo presente; porém, suas ideias aparecerão como crítica ou sustentação dos trabalhos dos autores que elegi como fundadores da argumentação que aqui é apresentada.

3.1 – O "espírito" do capitalismo segundo Max Weber

O livro de Max Weber, *A ética protestante e o "espírito" do capitalismo* de 1904, junto à obra de Freud, *O mal-estar na civilização*, escrito cerca de 25 anos mais tarde, são considerados como livros nucleares para entender o pensamento do homem contemporâneo.

Max Weber escreve a palavra "espírito" entre aspas, não sem razão; o sentido da palavra vai para além das causas ou circunstâncias que formaram o mundo capitalista ocidental. Ele se ocupa em investigar os fundamentos sociais desse capitalismo, a origem da sua essência, cuja importância pode ser compreendida dado o triunfo de um sistema que penetrou na intimidade, no cotidiano das pessoas.

Se é possível um breve resumo dessa obra, tento-o aqui no sentido de sustentar as ideias que surgirão nas conclusões deste trabalho.

Esses estudos de Weber, embora incompletos, foram publicados nos três volumes de sua *Sociologia da Religião*. A linha mestra dessa obra é constituída pelo exame dos aspectos mais importantes da ordem social e econômica do mundo ocidental, nas várias etapas de seu desenvolvimento histórico. Esse problema já se tinha colocado para outros pensadores anteriores a Weber, dentre os quais Karl Marx (1818-1883), cuja obra, além de seu caráter teórico, constituía elemento fundamental para a luta econômica e política dos partidos operários. Por essas razões, a pergunta que os sociólogos alemães se faziam era se o materialismo histórico formulado por Marx era ou não a questão determinante da sociedade, ao transformar o fator econômico no elemento original de todas as estruturas sociais e culturais, inclusive a religião. Inúmeros trabalhos foram escritos para resolver o problema, substituindo-se o fator econômico como dominante por outros fatores, tais como raça, clima, topografia, ideias filosóficas, poder político. Alguns autores, como Wilhelm Dilthey (1833-1911), Ernst Troeltsch (1865-1923) e Werner Sombart (1863-1941), já se tinham orientado no sentido de ressaltar a influência das ideias e das convicções éticas como fatores determinantes, e chegaram à conclusão de que o moderno capitalismo não poderia ter surgido sem uma mudança essencial, como aquela que ocorreu nos fins da Idade Média.

Contudo, somente com os trabalhos de Weber foi possível elaborar uma verdadeira teoria geral capaz de confrontar-se com a de Marx. A primeira ideia que ocorreu a Weber na elaboração dessa teoria foi a de que, para conhecer corretamente a causa – ou causas – do surgimento do capitalismo, era necessário fazer um estudo comparativo entre as várias sociedades do mundo ocidental (único lugar em que o capitalismo, como um sistema ideal, havia surgido) e as outras civilizações, principalmente as do Oriente, onde nada de semelhante ao capitalismo ocidental havia aparecido. Depois de exaustivas análises nesse sentido, Weber foi conduzido à tese na qual a explicação para o fato deveria ser encontrada na íntima vinculação do capitalismo e o protestantismo, tal como ele descreve logo na introdução de sua obra:

> Basta uma vista de olhos pelas estatísticas ocupacionais de um pais [país] pluriconfessional para constatar a notável freqüência [frequência] de um fenômeno por diversas vezes vivamente discutido na imprensa e na literatura católicas bem como nos congressos católicos da Alemanha: o caráter predominantemente protestante dos proprietários do capital e empresários, assim como das camadas superiores da mão-de-obra [mão de obra] qualificada, notadamente do pessoal de mais alta qualificação técnica ou comercial das empresas modernas.[34]

---

34 Weber, 2004, p. 29.

A partir dessa afirmação, Weber estuda uma série de hipóteses referentes a fatores que poderiam explicar o fato. Analisando detidamente esses fatores, Weber elimina-os, um a um, mediante exemplos históricos, e chega à conclusão final na qual os protestantes – tanto como classe dirigente, quanto como classe dirigida, seja como maioria, seja como minoria – teriam demonstrado tendência particular e específica para o racionalismo econômico. A razão desse acontecimento deveria, portanto, ser buscada no caráter intrínseco e permanente de suas crenças religiosas e não apenas em suas temporárias situações externas na história e na política. Uma vez indicado o papel que as crenças religiosas teriam exercido na gênese do espírito capitalista, Weber propõe-se a investigar quais os elementos dessas crenças que teriam atuado no sentido proposto e procura definir o que ele entendia por "espírito do capitalismo".

O pensamento cristão até a reforma protestante limitava o futuro do homem, sua salvação, aos desígnios divinos. Embora este homem não tivesse a revelação disso, toda a contingência da história de um único homem estava já previamente determinada por Deus. É a tese da predestinação, tal como consta no sínodo da Confissão de Westminster de 1647.[35] Weber nos informa que embora Lutero se opusesse ao pensamento católico, não se pode negar que havia ainda muito de tradição católica no pensamento luterano. Da mesma forma ocorreu a Calvino. Se nos momentos preliminares a pregação calvinista na Confissão de Westminster tinha a relevância que se foi perdendo com o tempo, mais tarde percebeu-se que a palavra de Calvino dava traduções distintas ao decreto, deixando ele de ser "vivido", mas apenas "cogitado". Os decretos desse sínodo são de extrema austeridade. Segundo Weber no "Capítulo IX (da livre vontade)" há o seguinte texto: "O homem, por sua queda no estado de pecado, perdeu por inteiro toda a capacidade de sua vontade para qualquer bem espiritual que o leve à salvação". E ainda, no "Capítulo III (do decreto eterno de Deus)": "Por decreto de Deus, para a manifestação de Sua glória, alguns homens [...] são predestinados à vida eterna, e outros preordenados à morte eterna".[36] De tal forma que a salvação, no conceito católico, residia na possibilidade de suplantar a moralidade do mundo mundano por meio da atitude devota – monástica – do homem

---

35 Cf. Ibidem, 2004, p. 91.
36 Cf. Idem.

em dedicação a Deus. Para modificar esse desígnio, cabia ao homem uma dedicação espiritual rigorosa, quase que uma exclusão do mundo mundano.

Com a Reforma, o conceito de vocação de Lutero se desenha:

> o único meio de viver que agrada a Deus não está em suplantar a moralidade intramundana pela ascese monástica, mas sim, exclusivamente, em cumprir com os deveres intramundanos, tal como decorrem da posição do indivíduo na vida, a qual por isso mesmo se torna sua vocação profissional.[37]

A essa época o homem, incapaz de se aproximar de Deus segundo suas próprias atitudes, se via em uma absoluta solidão. Mas a visão que se desenvolveu dentro do puritanismo na qual a profissão, ou o trabalho de um indivíduo poderia ajudar a ascendê-lo a Deus, trouxe a possibilidade, antes impensável, de salvação por intermédio da própria ação humana, do trabalho em especial. Se em Lutero esse sentimento era incipiente, logo ele progrediu lentamente no calvinismo se firmando também no pietismo e nas seitas batistas da Europa. Continua Weber:

> Pois se esse Deus, que o puritano vê operando em todas as circunstâncias da vida, indica a um dos seus uma oportunidade de lucro, é que ele tem lá suas intenções ao fazer isso. Logo o cristão de fé tem que seguir esse chamado e aproveitar a oportunidade.[38]

Assim, a prosperidade e a riqueza representavam condições que favoreciam a ascensão humana à luz Divina. Porém, gastar-se o resultado dessa prosperidade com a vida mundana, com a luxúria, eram condições que afastavam o homem de Deus. Weber sustenta que o "espírito" do capital, em função desse nexo, é a "acumulação".

Mas é claro que os religiosos protestantes da época nada tinham que pretendesse à formação desse espírito. Não havia condições nem vontade para esse fim num mundo onde tudo se resolveria na morte, seja a completa salvação ou a penitência. Mas o acúmulo de circunstâncias da história religiosa da Europa trouxe consigo o substrato cultural que possibilitou esse fenômeno. Não podemos negar que esse sentimento, ou esse "espírito",

---

37 Cf. Ibidem, 2004, p. 72.
38 Cf. Ibidem, 2004, p. 148.

como chamou Max Weber, é ainda predominante na forma de pensar da sociedade moderna, em especial nas religiões protestantes que influenciaram sobremaneira também o pensamento católico.

Não apenas do ponto de vista religioso, mas ampliando para toda a cultura contemporânea ocidental, podemos perscrutar na vida cotidiana a influência dessa forma de pensar persistindo em nosso tempo, em nossas ações práticas. Michel Foucault (2008) — como veremos mais à frente — analisa as influências dessa forma de pensar fazendo referências a Gary Backer, estudioso de economia da escola de Chicago. Backer a partir de sua obra *O capital humano*, que propõe uma nova teoria do consumo na qual o consumidor não é apenas o ser que consome, um mero agente passivo, mas um "ator econômico que produz sua própria satisfação procurando otimizar de maneira racional o seu próprio capital"[39], a bem dizer o seu próprio corpo.

Esse novo ente, que Foucault chama de *Homo œconomicus*, funciona como um empreendedor dele mesmo, seu capital é seu corpo, ele deve ser um instrumento que deverá procurar a satisfação plena, mantê-lo em ordem, em perfeição. O seu trabalho não objetiva unicamente o salário, mas uma performance continuada, uma preocupação com o corpo como se fosse uma empresa. Foucault atesta que há aí uma mudança antropológica fundamental, esse sujeito não é o mesmo do liberalismo econômico precedente. Nesse novo liberalismo, que alguns chamam de neoliberalismo, o *"Homo œconomicus* "não é em absoluto um parceiro de troca. O *Homo œconomicus*, é um empresário e um empresário dele mesmo".[40]

Max Weber considera que a racionalização do mundo se caracteriza por um refinamento das técnicas de cálculo, e essa racionalização será tão presente no ocidente que a ascese utilitarista irá moldar as condutas morais e sociais dos indivíduos. Ele afirma que "esse romantismo dos números exerce irresistível encantamento sobre os poetas que entre os homens de negócios há"[41] e, segundo Gori e Del Volgo (2008), esse homem estende de maneira infinita sua empresa dentro de uma lógica de avaliação generalizada das condutas e dos discursos.

---

39 Gori e Del Volgo, 2008, p. 134.
40 Foucault, 2008, p. 310.
41 Weber, 2004, p. 63.

É nesse sentido que o homem, livre agora da ascese monástica e já entregue a uma ascese utilitária, na procura de uma relação consigo mesmo, acolhe o pensamento econômico como pressuposto ético. É assim que Weber vem ao encontro do nosso trabalho, uma vez que o mundo presente receberia sem anteparos esses pressupostos, criando as condições, dessa forma, para o aparecimento do sujeito instrumentalizado.

Logo à frente discutirei melhor a tese do biopoder. Entretanto, os estudos de Max Weber voltarão com frequência nos textos seguintes. Este capítulo se ateve apenas a nos dar uma introdução sobre o que o autor chamou de "espírito" do capitalismo. Uma rápida olhada no mundo que nos cerca não nos permite negar que esse "espírito" permeia toda a vida moderna até os dias de hoje.

3.2 – A civilização segundo Freud – liberdade *versus* segurança

Sigmund Freud escreveu *O mal-estar na civilização* entre os anos de 1929 e 1930. O texto recebeu como título original *A infelicidade na cultura (Das Unglück in der Kultur)*, logo rebatizado como *O mal-estar na cultura (Das Unbehagen in der Kultur)*. Na tradução inglesa, o título sugerido por Freud foi *O mal-estar do homem na civilização (Man's Discomfort in Civilization)*. Na tradução para o português, consagrou-se o título *O mal-estar na civilização*. Essa introdução ao texto me parece pertinente. Vê-se que, embora cultura e civilização sejam palavras com significado semelhante, quando se fala de civilização está-se referindo a um certo tipo de cultura, as manifestações objetivas dela da história humana. Freud introduz uma interpretação da civilização considerando as razões subjetivas que puderam contribuir para a sua formação.

O discurso psicanalítico não é um discurso facilmente recebido pelos médicos. Nosso método de compreensão das coisas se funda especialmente na visão biomédica, científica. Freud lutou por muito tempo para caracterizar sua tese como uma ciência, mas ela jamais foi reconhecida como tal. O método científico, por ter que estabelecer uma relação entre causa e efeito, uma demonstração que possa ser reproduzida, dificulta a compreensão de um argumento subjetivo. Embora os médicos convivam rotineiramente com situações que os levam a experimentar observações subjetivas – ou pelo menos pensar com esse elemento –, somos tomados pela precaução científica de ter essa possibilidade como algo a ser considerado num segundo momento, ou então, para ser referenciado a um especialista da área psíquica.

Parece que Freud sabia disso. Talvez em função disso tenha dado um trato reconhecidamente literário à sua obra, no sentido de dar-lhe uma estrutura que pudesse ser mais bem compreendida. Em carta a seu amigo Wilhelm Fliess, datada de 1895, Freud dá a entender que era necessário um tratamento especial para seus textos, para que as ideias, que tanto o ocupavam e perturbavam, fossem compreendidas, lá no longínquo final do século XIX. Ele dizia em sua carta:

> [...] a construção psicológica parece em vias de obter êxito, o que me daria enorme prazer. É claro que, por enquanto, nada posso afirmar com certeza. Fazer uma comunicação disso agora equivaleria a levar a um baile um feto feminino de seis meses.[42]

Freud fala da relação dos médicos com a psicanálise em um texto intitulado *A questão da análise leiga: conversações com uma pessoa imparcial.*[43] Ele analisa o ceticismo com o qual os médicos observam as questões subjetivas – ou psíquicas – e, ao mesmo tempo, a resistência em que uma abordagem ao paciente, seja ela qual for, seja operada por não médicos. Sobre esse aspecto ele escreve num texto de 1905, intitulado *Sobre a psicoterapia*:

> Todos os médicos, portanto, inclusive vós, vêm continuamente praticando a psicoterapia, mesmo quando não tendes nenhuma intenção de fazê-lo e disso não estais cônscios; é uma desvantagem, contudo, deixar o fator mental em vosso tratamento tão inteiramente nas mãos do paciente. Dessa forma é impossível manter um controle sobre ele, administrá-lo em doses ou intensificá-lo. Não é então um esforço justificável por parte do médico procurar obter o domínio desse fator, utilizá-lo com uma finalidade, orientá-lo e fortalece-lo [fortalecê-lo]? Isto e nada mais que isso é o que propõe a psicoterapia.[44]

Não se pode deixar de observar a atualidade desse comentário. De toda forma, é prudente sugerir ao leitor um certo distanciamento de suas

---

42 Cf. Freud, 1977, p. 382.
43 Cf Freud, 1976a.
44 Cf. Freud, 1972, p. 268-69.

convicções para que o texto de o *Mal-estar* flua com maior naturalidade e, ainda que não o convença, pelo menos faça-o olhar o mundo moderno com um olhar mais aberto e livre.

Dito isso, tudo indica que o texto ultrapassa os limites – se é que podemos dizer assim, limites – da psicanálise, e alcança importância sociológica inestimável até os dias de hoje.

O autor inicia sua obra, *O mal-estar*, com uma frase que nos instiga, antes de tudo, ao postulado da dúvida e do questionamento de padrões de pensamento estabelecidos; "É impossível fugir a impressão de que as pessoas comumente empregam falsos padrões de avaliação – isto é, de que buscam poder, sucesso e riqueza para elas mesmas e os admiram nos outros, subestimando tudo aquilo que verdadeiramente tem valor na vida".[45] Ele nos dá a sugestão de nos sentirmos estrategicamente livres para conseguirmos alcançar o que ainda não foi revelado.

Para chegar à tese sobre a civilização, Freud evoca a imagem de Roma cuja formação mais antiga, segundo historiadores, seria a *Roma Quadrata*, uma povoação sediada sobre o Palatino, uma das sete colinas da cidade. Se soubéssemos de arqueologia o suficiente, poderíamos ver no Coliseu, uma edificação relativamente recente, datada do ano 70 d.C., sinais de como era a civilização naquela época. Mas se formos mais além e se conhecêssemos mais de arqueologia do que se sabe hoje, poderíamos, visitando algum canto das ruínas atuais de Roma, enxergar em algum fragmento esquecido uma lembrança que sustentaria a impressão de como seria a *Roma Quadrata* agora perdida. As restaurações posteriores, as guerras, incêndios e outras formas de destruição, impossibilitam hoje observarmos qualquer vestígio daquele tempo. Mas em algum lugar, ainda que não possamos vislumbrar, ela está lá, eternamente.

Freud se permite a um "voo de imaginação", supondo que Roma não é uma habitação humana, mas "uma entidade psíquica, com passado semelhantemente longo e abundante – isto é, uma entidade onde nada do que outrora surgiu desapareceu e onde todas as fases anteriores de desenvolvimento continuam a existir, paralelamente à última".[46]

Nesse sentido, o autor argumenta sobre o passado, impregnado no nosso subconsciente, do qual não temos compreensão ou visibilidade,

---

45 Cf. Freud, 1974a, p. 81.
46 Cf. Ibidem, p. 88.

mas está lá, guardado como uma ruína, prestes – caso seja explorado – a chegar à superfície. Portanto, tudo aquilo que nos formou nas organizações mais primevas, ainda subsistiria, conflitando insistentemente com o tempo presente.

Segundo o psicanalista austríaco, a infelicidade pode alcançar o homem por intermédio de três condições: o inexorável declínio do corpo, as forças externas da natureza, e, por fim, os outros. Se as duas primeiras se nos apresentam implacáveis, e apesar de todos os esforços modernos delas ainda não tivemos um controle que nos trouxesse alívio, Freud se ocupa em especial da relação do homem para com os outros, e daí, deriva-se a relação do homem com ele mesmo.

O homem carrega consigo – e sempre carregou – o peso e a memória inconsciente de duas pulsões: a violenta e a sexual, "impondo sacrifícios tão grandes, não apenas à sexualidade do homem, mas também a sua agressividade, [que] podemos compreender melhor porque lhe é difícil ser feliz nessa civilização".[47] Imaginemos esse homem em permanente conflito com os seus desejos e necessidades, vivendo em completa liberdade com essas duas poderosas pulsões. Seria inimaginável uma convivência pacífica sendo que os outros teriam também essa liberdade, sem limites. É certo que essa liberdade é bem anterior à civilização. Entretanto, algum meio haveria de ser elaborado para que houvesse alguma ordem que sustentasse, ou tornasse suportável, o convívio entre as pessoas. Alguma norma que trouxesse ao convívio humano alguma justiça nas suas relações, e proporcionasse ao homem certa segurança na relação com o outro, uma "sublimação dos instintos".[48]

Uma compreensão maior sobre o *Mal-Estar* só é possível com a leitura integral e uma reflexão arguta do texto. Ao resumi-lo corremos o risco de dificultar sua interpretação, dificultando a tradução das ideias ali colocadas. Mas para chegarmos a um breve entendimento que nos ajude a melhor formular as conclusões da segunda parte deste texto, deve-se, com cautela, tentar uma aproximação. Em seu texto, o autor sustenta que "a vida humana em comum só se torna possível quando se reúne uma maioria mais forte do que qualquer indivíduo isolado e que permanece unida contra todos os indivíduos isolados".[49] Ele chama o poder dessa comunidade

---

47 Cf. Ibidem, p. 137.
48 Cf. Ibidem, p. 98.
49 Cf. Ibidem, p. 115.

de "justiça", afirmando que a "primeira exigência da civilização, portanto, é a da justiça, ou seja, a garantia de que uma lei, uma vez criada, não será violada em favor de um indivíduo. Isso não acarreta nada quanto ao valor ético de tal lei".[50] A essa acomodação necessária ao convívio comunal é o que podemos chamar de civilização e para sua sustentação era imperativo uma lei.

Sobre essa lei imposta aos homens pela civilização que ele mesmo construiu, é de grande interesse lembrar uma entrevista de Claude Lévi-Strauss para a televisão em 1972[51]. Quando perguntado sobre o incesto em outras civilizações, das mais primevas às mais evoluídas, o antropólogo responde que a proibição não é universal. Há civilizações que toleram um pouco mais, outras menos, havendo aquelas, como a nossa, que são extremamente rigorosas para com a questão. Mas o que lhe chama a atenção é a universalidade de uma *regra*, seja ela qual for, sempre inescapável ao homem.

Dessa maneira, o homem se viu obrigado a criar mecanismos que controlassem a liberdade irrestrita de suas pulsões sem que com isso, e ainda assim, ele se visse definitivamente livre delas. Todos esses mecanismos, dos quais podemos derivar a moral, a família, as religiões, ou a arte, por exemplo, seriam formas derivativas, extremamente bem elaboradas – ainda que acanhadas quanto ao seu intento –, mas riquíssimas em significado e construção humana, acabando por dar forma e conteúdo ao convívio civilizado. Ao contrário do que nossa moral pudesse supor, na qual o mal-estar poderia ser originado pela permanência incômoda dessas pulsões, Freud sustenta que o mal-estar reside nos meios coercitivos que tivemos que criar ao longo de milênios, para atenuar a falta de liberdade violenta e sexual.

Antes mesmo do que se convencionou chamar de ciência, o homem, sem conhecer o poder do inconsciente optou, ao longo de sua cultura, por métodos tão coercitivos para domar seus instintos tão nocivos à convivência civilizada, que originou em si um profundo mal-estar, insuperável, sentimento que poderia ser capaz de destruir, como imaginou Freud, até o último homem sobre a face da terra.

Assim, adianta o psicanalista: "o homem civilizado trocou uma parcela de suas possibilidades de felicidade por uma parcela de segurança".[52]

---

50 Cf. Ibidem, p. 116.

51 Filme de Pierre Beuchot produzido pela Arte France, L'Intitut national de l'audiovisuel em 1972 apresenta longa entrevista com Claude Lévi-Strauss, disponível em: http://www.ina.fr/video CPF86632054. Acesso em: 07mai. 2013.

52 Cf. Freud, 1974a, p. 137.

O homem procurou uma forma de representação no seu tempo, elaborando formas de regulação, supressão, optando por uma "espécie de compulsão" pela ordem, pela limpeza, encontrando a escassez de liberdade.

Elizabeth Roudinesco (1998) relembra que a busca da felicidade pelo homem – representada pelas teses do princípio do prazer, a busca do gozo máximo e a evitação da dor – jamais poderá ser alcançada plenamente. Daí o homem estar mais adaptado a vivenciar a infelicidade, justamente aquela que nos chega pela experiência do declínio do corpo, pela hostilidade do mundo externo e pela ingerência dos outros sobre nossas vidas. A autora sustenta:

> O homem e a mulher, portanto, estão presos num antagonismo: precisam dos outros, mas sonham viver afastados dessa sociedade que lhes limita as pulsões sexuais. Para tentar aplacar os sofrimentos de que esse antagonismo é fonte, a cultura se esforça por criar vínculos substitutos: laços amorosos, laços libidinais desviados de seus objetivos sexuais.[53]

Segundo Zygmunt Bauman[54], a pós-modernidade nos disporia de alguns dispositivos que atenuassem esse mal-estar, porém, se beneficiando dele como forma de fomento do mercado econômico, mas não para o alívio, propriamente dito, dessa sensação. O consumismo teria essa função, mas não essa propriedade. O consumo nos atinge tentando uma substituição fugaz e ilusória para esse mal-estar, promovendo um gozo imediato e rapidamente insatisfeito, para produzirem-se novas demandas que, por sua vez, se esgotam, também, rapidamente. Porém, ao nosso ver, a intenção em classificar a pós-modernidade como um jogo de excessos, não nos parece deslocada da imagem que Freud tinha da falta (da liberdade) como instrumento marcante da modernidade. O excesso de que fala Bauman bem poderia ser um sintoma da falta observada por Freud, e não situações necessariamente diferentes.

Richard Sennet[55] estuda uma particularidade da reengenharia como um mecanismo semelhante. Seus realizadores sabem que o produto que criaram terá uma vida curta, mas imediatamente se empenham numa substituição frenética – a reengenharia – para fomentar a economia, como

---

53 Cf. Roudinesco, 1998, p. 491.
54 Cf. Bauman, 1998.
55 Cf. Sennet, 2003.

que se alimentando da nossa fonte inesgotável de insatisfação, desejo e de prazer imediato.

Seria demais pressupor a existência de uma superestrutura logística que, de forma predeterminada, organizaria todas essas insatisfações, fazendo-as transformarem-se, intencionalmente, em mercadoria. O capitalismo moderno, segundo Bauman, proporcionaria essas condições nos fornecendo a ilusão de satisfação, ao mesmo tempo em que fomenta nossa insegurança para, mais à frente, "vender-se" mais satisfação na forma de mais segurança. Nesse sentido, podemos lembrar o que disse Touraine[56], que percebe o consumo como um dos quatro fragmentos responsáveis pela decomposição da modernidade após o seu triunfo.

"Eu tenho medo!". Essa frase, segundo Sean P. Hier[57], é a expressão de uma sociedade de risco, característica do mundo contemporâneo. Estudando as categorias de "risco" e "pânico" na modernidade tardia, Hier analisa a convergência de situações de ansiedade social, observando a proliferação de um pânico moral como um sintoma exagerado de uma profunda sensação de incerteza que acompanha uma sociedade de risco. A sensação de incerteza da contemporaneidade provocaria, assim, uma mudança nos processos de controle social e na natureza das reações de medo da sociedade.

Para explicar esse processo, pode-se observar que os caminhos são diferentes daqueles utilizados por Freud; porém Hier acaba por concordar que vivemos numa sociedade na qual o medo e a insegurança são fenômenos que acabam por normatizar a vida social, mecanismo no qual a sociedade é instada a procurar situações de proteção e certeza continuadamente, na tentativa de aumentar sua sensação de segurança e, por conseguinte, atenuar seu mal-estar. A ciência cumpre relativamente bem esse papel, na medida em que, ao dar respostas objetivas, mensuráveis e tecnológicas a algumas de nossas aflições, ela está plenamente adaptada ao pensamento contemporâneo. De tal forma que a categoria "risco" vai se remodelando, lentamente, como uma estrutura moral.

Já Anthony Giddens (2002) explica o contorno desta alta-modernidade, como que se consistindo de uma ansiedade ambivalente e existencial, caracterizada pela intercessão de três estruturas fundamentais: a separação do tempo e espaço, os mecanismos de desencaixe e a reflexividade institucional.

---

56 Cf. capítulo 1, p. 19 deste livro.
57 Cf. Hier, 2003, p. 3.

Quanto à *separação de tempo e espaço*, o autor argumenta que nos períodos pré-modernos o tempo dos homens estava circunscrito ao espaço onde viviam. Embora pudéssemos pensar que aquele restrito espaço fosse "todo o mundo" para aqueles homens, havia uma ligação entre o tempo e o espaço a eles restrito. De tal forma que esses mecanismos mantinham uma relação estreita. Já na alta-modernidade ocorre a separação de tempo e espaço contribuindo para uma *dimensão vazia* do tempo, na medida em que esse tempo do indivíduo não se restringe ao local, ou ao território de sua existência. Características da vida cotidiana se tornaram universalizadas, um todo influi ainda mais no sujeito. Sobre esse tema, o autor completa:

> O fenômeno universaliza aquele uso da 'história para fazer história' tão intrínseco aos processos que afastam a vida social moderna das amarras da tradição. Tal historicidade se torna global na sua forma com a criação de um 'passado' padronizado e de um 'futuro' universalmente aplicável.[58]

Os *mecanismos de desencaixe* das instituições sociais, constituídos fichas simbólicas, (o dinheiro, por exemplo) e sistemas especializados, são mecanismos que separam a interação das particularidades do lugar.

Já a *reflexividade institucional* se refere ao uso regularizado, ou podemos dizer, normatizado, do conhecimento sobre a vida social e suas circunstâncias, ao mesmo tempo constituindo uma organização e também uma transformação.

Para entender o conceito de modernidade de Giddens no ponto que queremos ressaltar – a experiência, como veremos à frente –, esses três conceitos são fundamentais. O conjunto desses sistemas implicam, dentre outros fatores igualmente complexos, em especial no campo da psicanálise, em uma lenta construção de uma autoidentidade, uma referência do sujeito em si mesmo, no *eu* como diz Giddens. Isso se dá de forma que nos faz compreender uma característica moderna como uma estrutura "internamente referida", ou seja, que reflete internamente sobre si mesma.

Os mecanismos da ciência, da tecnologia e da especialização, nomeadores da modernidade, desempenham assim uma função, que Giddens chama de "segregação da experiência". Dessa forma, eles operam como mecanismos de separação das interações particulares do lugar, pressupõem

---

58 Cf. Giddens, 2002, p. 23.

uma reflexividade institucional, criando mecanismos de esvaziamento da experiência no indivíduo.

Esse processo levaria a um realinhamento radical sobre a forma como os indivíduos procuram viver no mundo. Dessa forma, Giddens compreende a ansiedade como um caráter existencial da condição humana, cujo resultado é a procura de sistemas individuais de segurança e proteção.

Hollway e Jefferson (1997), à semelhança de Freud, se referem à ansiedade coletiva como uma condição onipresente, compreendendo a ansiedade como uma dimensão universal do homem psíquico. Entretanto, atribuem essa característica às convergências históricas e culturais específicas sem mencionarem ou perceberem a intervenção das pulsões sobre o sujeito.

Dessa forma, uma proliferação dos riscos na modernidade tardia causa uma sensação e consciência agudas das incertezas e ansiedades atuais. Nas ansiedades sociais, segundo Hier "acumulam-se uma variedade enorme de novos riscos não apenas imprevisíveis e incontroláveis, mas *invisíveis*, carreando forte potencial para o sentimento de uma catástrofe global".[59]

Porém, os mecanismos de percepção dos riscos não são de fácil compreensão, operando de formas distintas, mas convergentes, ou seja, há o risco propriamente dito e a percepção pública desse risco. O sociólogo Hier cita Beck (1992) para tentar explicar essa dinâmica:

> [...] riscos que induzem danos sistemáticos e muitas vezes *irreversíveis*, geralmente permanecem invisíveis, estão baseados em *interpretações causais*, e inicialmente existem apenas como um *conhecimento* sobre isso. Eles [os riscos] podem ser mudados, modificados, dramatizados ou minimizados dentro deste conhecimento, e por extensão, eles são particularmente abertos para definições e construções sociais.[60]

A compreensão do mundo contemporâneo composto por uma sociedade de risco é também reforçada pelo pensador marxista Michael Löwy no sentido de que o capitalismo está em permanente e contínuo estado de exceção, portanto em permanente crise. O pensador cita um trecho do texto intitulado *O capitalismo como religião* de Walter Benjamin: "O capitalismo

---

59 Cf. Hier, 2003, p. 7.
60 Cf. Ibidem, p. 8.

é a celebração de um culto sem trégua e sem piedade. Não há 'dias comuns', nenhum dia que não seja de festa, no sentido terrível da utilização da pompa sagrada, da extrema tensão que habita o adorador". [61] Podemos imaginar o tempo atual como uma crise sem trégua, uma insegurança perene, inexorável.

Como já foi mencionado anteriormente, o biógrafo Peter Gay, reconhece em *O mal-estar na civilização* o livro mais sombrio de Freud. As ideias centrais ali escritas já apareciam em textos anteriores como no artigo *Moral sexual "civilizada" doença nervosa moderna* de 1908 e em "*O futuro de uma ilusão*" de 1927. É prudente refutar a ideia de pura coincidência o fato de os manuscritos terem sido entregues para edição em 29 de outubro de 1929, dia marcado pela quebra da Bolsa de Nova York. Como, também, é curioso o fato de o autor ter entregue seus manuscritos prestes à ascensão de Hitler ao poder. Isso por si só já nos dá a dimensão sombria do livro, escrito próximo ao final da vida de Freud, sob as influências, também, de um mundo em colapso.

No último parágrafo, Freud escreveu o seguinte texto, com acréscimos de Roudinesco:

> A questão fatídica para a espécie humana parece-me ser saber se, e até que ponto, seu desenvolvimento cultural conseguirá dominar a perturbação de sua vida comunal causada pelo instinto humano de agressão e autodestruição. Talvez, precisamente com relação a isso, a época atual mereça um interesse especial. Os homens adquiriram sobre as forças da natureza um tal controle, que, com sua ajuda, não teriam dificuldades em se exterminarem uns aos outros, até o último homem. Sabem disso, e é daí que provém grande parte de sua atual inquietação, de sua infelicidade e de sua ansiedade. Agora só nos resta esperar que o outro dos dois "Poderes Celestes", o eterno Eros, desdobre suas forças para se afirmar na luta com seu não menos imortal adversário.[62] *Em 1931, Hitler chegava ao poder, tendo seu partido recebido 39% dos votos nas eleições. Freud, então, acrescenta uma última frase ao texto*: Mas quem pode prever com que sucesso e com que resultado?[63]

---

61 Cf. Löwy, *O capitalismo como religião*, 2005.

62 Cf. Freud, *O mal-estar na civilização*, 1974a, p. 170-171.

63 Cf. Roudinesco, 1998, p. 492, que comenta a última frase colocada no texto de *O mal-estar na civilização*.

3.3 – Arte e técnica segundo Heidegger

Antes de iniciarmos a discussão sobre o conceito de arte proposto por Heidegger, pensaremos um pouco sobre a medicina como arte, retornaremos ao pensamento médico na sua origem, pelo menos naquele ponto em que podemos observar os textos antigos, final do século V e século IV a.C, na ilha de Cós, Grécia.[64]

Àquela época, a medicina contribuiu formidavelmente para o pensamento metodológico, não por uma característica isolada, mas pela necessidade, a fome de uma época, em que era imperioso o pensar sobre as causas e os efeitos.

Em um mundo em que era imprescindível a compreensão de um todo, indissolúvel das partes, a própria medicina era uma parcela de um todo filosófico, dentro de um conceito geral de saber. Poderíamos dizer que a medicina como arte foi fruto de um momento histórico, o qual o pensamento crítico era a forma de ser e o espírito de uma cultura, abundante na ilha de Cós.

É certo que a medicina vem de uma época anterior aos escritos de Platão e à atividade de Hipócrates. No entanto, é nesta época grega que nasce o sentido da medicina como arte, podendo ser explicada por um fecundo choque – o encontro com a filosofia – que lhe imprimiu uma consciência metódica, contribuindo para isso o fato de a cultura grega estar orientada tanto para a formação do corpo quanto para a construção do espírito do homem.

Como já vimos, o médico surge ao lado do professor de ginástica, do poeta, do músico, do filósofo.

Então, qual o papel da arte, ou da intercessão da arte com a medicina, no momento atual? Para tanto, se torna prudente e necessário pensar sobre arte e medicina no seu início, e como cada uma dessas categorias se comporta no mundo moderno.

A medicina é arte desde o seu início? É de grande interesse a visita ao *Musée de la Histoire de la Medecine*, da Universidade Paris Descartes, França, onde a história da medicina é contada cronologicamente a partir de objetos colecionados desde a era egípcia. No *Musée Carnavalet*, também em Paris, encontram-se objetos achados nas escavações arqueológicas de Paris.

---

64 Cf. Jaeger, 1995, p. 1001-59.

Tais objetos não podem ser denominados como instrumentos de arte. Apesar do aspecto rudimentar, alguns desses aparatos médicos se assemelham aos usados atualmente. Mas na evolução dos objetos há de se notar um progressivo refinamento – às vezes, milhares de anos depois – emprestando-lhes cuidados estéticos, certa procura da beleza para roubar-lhes a crueza ou dar-lhes mais distinção.

É de interesse que Hipócrates tenha se preocupado mais com os humores do corpo do que com sua forma anatômica. Em *Dicionnaire de la pensée médicale* no verbete *Art*[65], há uma discussão curiosa sobre a intercessão de ambas as categorias, arte e medicina. No que refere à arte plástica e à anatomia, Fletcher em 1883 refletia sobre qual estrutura influenciava a outra. Se a compreensão da medicina como arte sobreveio das primeiras ilustrações do corpo humano, dos animais, há de se entender que esta intercessão se iniciou pela vontade de expressar o corpo humano por meio do desenho. O autor cita o escultor e arquiteto grego Phidias (480-430 a.C.), que junto aos seus colaboradores e sucessores, bem antes de Hipócrates, haviam começado seu trabalho, elaborando os primeiros esboços de anatomia. As primeiras impressões do corpo em um desenho dariam as noções iniciais de uma arte que nascia. Essa arte vinha da observação dos corpos, de atletas em jogos, dos exercícios militares, quando se era possível distinguir melhor a musculatura do corpo humano. Porém, havia um antecedente a isso que era a vontade de observar a natureza, e de recriá-la por meio do desenho, da arte.

Chama a atenção a obra *Canon* (Cânone) de Policleto (século V a.C.) que representaria perfeita simetria entre as suas partes – corpo, cabeça e membros – em articulação com o corpo humano. O senso de divisão em segmentos identificáveis associado à dignidade e perfeição de cada parte, compõe uma simetria necessária à beleza, um todo belo feito em harmonia com as partes. Embora a obra esteja perdida, relatos de Cláudio Galeno (129-199 [217?] d.C.) dizem que Policleto nos ensinou as proporções do corpo, o que nos fornece impressões tão interessantes tanto aos artistas quanto aos médicos. Essa obra funcionaria, assim, como um paradigma do homem são.

O juramento de Hipócrates inscreve a palavra *arte* no seu texto. Essa palavra não parece ser relevante no juramento formal de outras profissões.

---

65 Cf. Pigeaud, 2004, p. 93-102.

Mas isso não autoriza, necessariamente, essa relação. A arte tende a ser compreendida pelos médicos, alunos, pelas escolas de medicina, pelo discurso médico, como uma relação que aponta necessariamente para uma situação sublime, sempre tendendo à beleza, à elevação do espírito, à perfeição. Nesse sentido, a medicina alcançaria a estatura de uma forma divina. É possível que essa impressão guarde raízes também na Grécia antiga, séculos V e IV a.C., quando o médico aparecia como um representante de uma alta cultura, sinalizando uma grande projeção do saber, se prestando a conferir um fim ético à sua prática. Assim, ele inspirava confiança, contribuindo para a valorização do conceito humano, sua edificação. Jaeger chega mesmo a pensar que "de todas as ciências humanas então conhecidas, incluindo a Matemática e a Física, é a Medicina a mais afim da ciência ética de Sócrates".[66] Nesse sentido, a medicina ultrapassa os limites de uma profissão, um conhecimento técnico, para se inserir na vida grega como uma força cultural de primeira ordem.

O sentido de arte remonta a uma tradição platônica que a via como uma habilidade para executar uma ação teórica ou prática. Segundo a tradição aristotélica, poderia significar a habilidade, também, para o conhecimento e produção de objetos. Assim, a palavra arte, significando uma habilidade técnica, sendo a tradução de uma palavra grega com significado bem mais amplo, Τέχνη (*techne*) que, segundo Martin Heidegger[67], não constitui apenas a palavra que significa "fazer", para designar uma técnica ou ter uma habilidade artesanal, mas também remete ao fazer da grande arte e das belas-artes. Na sua amplitude, significa também algo poético do campo da "produção" (do grego *ποίησς*).

Se pensarmos sobre os primeiros homens que procuraram desenhar o corpo humano, não imaginaríamos apenas alguém à procura de uma representação sublime, mas alguém tentando representar a natureza de uma forma que ainda não se havia feita. Imaginemos esses homens imprimindo os primeiros traços em um desenho, representando o corpo humano, ou a natureza, quando ninguém, ainda, o havia logrado. Uma produção – *ποίησς*, no sentido poético – a procura da beleza. Ali residia a arte, a *Τέχνη*.

---

66 Cf. Jaeger, 1995, p. 1001.
67 Cf. Heidegger, 2002a, p. 36.

É justamente esse sentido de arte empreendido por Martin Heidegger[68], que pretendo desenvolver neste trabalho. O autor fala da arte como um lugar de incertezas, a borda fronteiriça de um abismo, do desconhecido.

O autor proclama que a pergunta sobre a origem da obra de arte remete a outra pergunta sobre a *essência* da arte. Ele diz "aquilo que a arte é deve poder depreender-se a partir da obra. Aquilo que a obra é, só podemos experimentar a partir da essência da arte"[69], sendo que "é na obra de arte que a arte é efetivamente".[70] Admirando uma obra arquitetônica, podemos observar sua estrutura, como em um templo ou em uma igreja; seus contornos, enfeites, por certo guardam significância e influência do tempo em que foram construídas. A beleza das formas nos impressiona. Mas a arte vai além da observação do objeto. Ela nos remete à sua essência. E ainda mais. É a essência do artista – mesmo que ele não se tenha dado conta disso – que faz surgir a arte.

Quando Heidegger escreve sobre a verdade e a arte, podemos observar que os dois textos *A questão da técnica* e *A origem da obra de arte* se mesclam e se completam. Isso se dá na medida em que, como já observamos, a palavra grega Τέχνη é ampla o bastante para nomear tanto a arte quanto a técnica.

O autor não coloca a técnica como um fim, mas um meio. Assim a técnica não é o objeto do estudo filosófico ou antropológico, mas ela opera como a essência pela qual se procura a verdade. A verdade tem aqui o sentido de uma coisa em si mesma. Quando se pensa que a técnica – em especial no mundo moderno em que a tecnologia chega a limites impensáveis – é um instrumento que aponta para o correto, Heidegger escreve que "somente onde se der esse descobrir da essência, acontece o verdadeiro em sua propriedade. Assim, o simplesmente correto ainda não é o verdadeiro".[71]

Se a técnica perscruta a tentativa de encontrar o verdadeiro, ou a verdade, o que podemos encontrar até aqui é apenas o correto e não, ainda,

---

68 Cf. Heidegger, 2002a. Três textos do autor serão empregados para esse entendimento. Isso se dá em função de que os três se completam quanto ao conceito e reflexão sobre o sentido da arte e da técnica. Os dois primeiros, "A origem da obra de arte" e "Para quê poetas?"são capítulos do livro *Caminhos de floresta* publicado originalmente em 1950, sendo que será aqui utilizada a tradução portuguesa, referenciados como 2002a e 2002c, respectivamente. O terceiro recebe o título de *A questão da técnica*, publicado originalmente em *Ensaios e conferências* de 1953. Para esse texto, utilizar-se-á a tradução brasileira de 2002b.

69 Cf. Ibidem, p. 9.

70 Cf. Ibidem, p. 36.

71 Cf. Ibidem, p. 13.

a essência do que pretendia a técnica. Diz o autor: "para chegarmos à essência ou ao menos à sua vizinhança, temos de procurar o verdadeiro através e por dentro do correto".[72] A técnica não é, portanto, um simples meio. A técnica é uma forma de *desencobrimento*, palavra utilizada pelo autor. Levando isso em conta, abre-se diante de nós todo um outro âmbito para a essência da técnica. Trata-se do âmbito do desencobrimento, isto é, da verdade, ou uma revelação.

Mas do ponto de vista do interesse de nosso trabalho, o que seria ainda a arte no sentido proposto por Heidegger?

O livro *Para quê Poetas* começa com uma referência a Hölderlin[73], sobre o poema *Pão e vinho*: "[...]e para quê poetas em tempo indigente?". Numa crítica à técnica irrefletida, o autor diz que

> ao mesmo tempo que o homem constrói o mundo, tecnicamente, como objeto, ele tapa, voluntária e completamente, o caminho para o aberto, o qual já se encontra, aliás impedido. O homem que se impõe é o funcionário da técnica, independente de cada um pessoalmente o saber ou não, o querer ou não. Ele não apenas fica fora e diante do aberto, como também se afasta expressamente da "conexão pura" através da objetivação do mundo. O homem separa-se da conexão pura. O homem da idade da técnica está, nesta despedida, contra o aberto. Esta despedida não é uma despedida de... mas uma despedida contra [...].[74]

Para que possamos compreender melhor o sentido de arte proposto por Heidegger é importante pesarmos sobre o risco, ou o perigo, que impõe ao homem ir mais além, fazer-se estar num lugar onde não há segurança suficiente para lhe proporcionar um bem-estar. Esse espaço – o que na medicina podemos chamar de incerteza – é um espaço no qual não nos sentimos bem e é natural que nos ocupemos ainda mais em dele nos distanciar. A arte reside justamente na fronteira do abismo "ausência completa de fundo"[75], além dele é o desconhecido. Em relação à medicina, podemos pensar que esse é o espaço da incerteza. O autor mais à frente diz que

---

72 Cf. Idem.
73 Friedrich Hölderlin (1770-1843), poeta, romancista, dramaturgo e filósofo alemão.
74 Cf. Heidegger, 2002c, p. 337-8.
75 Cf. Ibidem, p. 310.

o que ameaça o homem no seu ser é a opinião volitiva segundo a qual basta a exploração, a transformação, a armazenagem e a condução pacíficas das energias naturais para que o homem possa tornar a condição humana suportável para todos, e, na generalidade, feliz.[76]

O poeta – podemos pensar, o artista – funciona para Heidegger como o ser que, ao contrário dos deuses e na ausência deles, pode lançar-se a esse abismo, essa fronteira perigosa do desconhecido. Digo ao contrário dos deuses já que os homens, ao contrário deles, correm o risco da morte ao encontrar esse abismo. Ele escreve: "Os poetas são os mortais que, cantando com serenidade o Deus do Vinho, sentem os vestígios dos deuses foragidos, permanecendo sobre esses vestígios e assim apontando aos seus irmãos mortais o caminho da viragem".[77] A alusão ao vinho, me parece, é um artifício literário para o homem alcançar a sua essência, o sentido divino que estaria perdido. Ou seja, essa viragem, a essência de um conhecimento que estaria por vir, é alcançada apenas pelo sentido poético, ou artístico, sem o qual nos é impossível ver ou alcançar o que ainda está no fundo, o desconhecido, ou, ainda, numa palavra própria à medicina, a incerteza.

Não se pretende aqui uma interpretação rigorosa do pensamento de Heidegger. Isso me seria impossível. Mas o que autor consegue me transmitir, e daí a sua inserção em um ensaio sobre a medicina, é que o espaço da arte se dá no risco que ela empreende. Ao analisar um poema de Maria Rilke[78] – *Elegias de Duíno* e dos *Sonetos a Orfeu* – que segundo Heidegger são momentos em que o *poeta* "experiencia mais claramente a indigência do tempo" – ele aponta que o risco do desconhecido é ao mesmo tempo o medo e a possibilidade de alcançar o que ainda não é alcançável. Não é meu objeto de estudo fazer um elogio ao risco, ao abismo. Mas o poeta dá a entender que é justamente nesse tempo de risco, de perigo, que se consegue estar menos desamparado. Ele cita Rilke: "o que por fim nos alberga é o desamparo".[79]

Ou seja, a possibilidade de alcançar uma essência do ser tem também o seu risco. Daí Heidegger dizer que "pelo contrário, o estar seguro situa-se fora de toda a relação com a proteção: 'fora da proteção'".[80]

---

76 Cf. Ibidem, p. 338.
77 Cf. Ibidem, p. 312.
78 Rainer Maria Rilke, poeta, nascido em Praga (1875) – à época parte da Bohemia, pertencente ao Estado Austro-Húngaro, atualmente República Checa –, e falecido em 1926 na Suíça.
79 Cf. Heidegger, 2002c, p. 344.
80 Cf. Ibidem, p. 343.

Então, o espaço da arte seria ao mesmo tempo aquele que nos coloca em perigo, mas que também nos ampara:

> O perigo consiste na ameaça que diz respeito à essência do homem na sua relação com o próprio ser e não em perigos casuais. Esse perigo "é" o Perigo. Ele encobre-se no abismo para todos os entes. Para ver o perigo e para o mostrar têm de existir aqueles mortais que chegam primeiro ao abismo.[81]

A técnica, para Heidegger, desprovida de uma essência, quando observada ou vivenciada apenas enquanto técnica, "impede qualquer experiência da sua essência". Novamente o autor recorre a Hölderlin: "Porém, onde está o perigo, cresce, também a salvação".[82]

Lendo apressadamente, parece um jogo de palavras, mas o que se pretende é dar um sentido que parece, mas evita, a contradição: "Ora, o que liberta é o mistério, um encoberto que sempre se encobre, mesmo quando desencobre".[83]

Nesse sentido, podemos compreender melhor a função da poesia no seu sentido de arte que pretendemos estudar, quando ela se entrelaça com a técnica e modifica o homem, proporcionando-lhe a chance de um olhar que até então estava encoberto pela forma coisificada da técnica.

> A ameaça, que pesa sobre o homem, não vem, em primeiro lugar, das máquinas e equipamentos técnicos, cuja ação pode ser eventualmente mortífera. A ameaça, propriamente dita, já atingiu a essência do homem. O predomínio da com-posição [composição] arrasta consigo a possibilidade ameaçadora de se poder vetar ao homem voltar-se para um *desencobrimento* mais originário e fazer assim a experiência de uma verdade mais inaugural.[84]

Um texto semelhante, tomado da literatura, é a passagem final da novela de Thomas Mann: *Morte em Veneza*. O personagem – um renomado escritor – está no espaço que Heidegger poderia chamar de abismo. Ele procura na sua solidão, desesperadamente, pela beleza. E ele irá morrer

---

81 Cf. Ibidem, p. 340.
82 Cf. Idem.
83 Cf. Heidegger, 2002b, p. 28.
84 Cf. Ibidem, p. 30.

em breve. No seu delírio, já tomado pela febre, ele imagina um diálogo impossível com Fedro. Ele diz: "Pois a beleza, Fedro, escuta bem, apenas a beleza é simultaneamente divina e visível".[85] Ele continua delirando – pensando – que essa "procura da beleza por meio dos sentidos é uma procura perigosa, posto que Eros se interpõe como guia e fatalmente cairemos em erro". Ele diz que essa procura – para os poetas – se dá face ao abismo, quase que sendo impulsionado a ultrapassá-lo. Finaliza, em função desse perigoso abismo, que "nós poetas, não podemos nos elevar, mas apenas nos exceder". A compreensão do sentido da arte não seria algo restrito ao sublime, sempre se referenciando para um horizonte perfeito, inexoravelmente belo e harmonioso. Mas um lugar de incertezas, inseguro, portanto.

3.4 – O biopoder, a biopolítica segundo Foucault

Foucault fala, pela primeira vez, da noção de biopoder em uma conferência do Rio de Janeiro em 1974, intitulada *O nascimento da medicina social*. O biopoder é um tema relativamente isolado na sua obra, aparecendo no último capítulo do livro *A história da sexualidade*, de 1999. Porém, Didier Fassin remarca que raramente um neologismo filosófico terá tanta penetração e sucesso no meio intelectual quanto esse. Categoricamente Foucault afirma que a "medicina é uma estratégia biopolítica".[86]

Foucault analisa as fases e como se constitui esse poder ao longo da nossa história. Primeiro, até o século XVII, o soberano detinha o poder sobre a morte ou deixar viver. A morte é a representação do poder do soberano sobre a vida dos seus súditos. Provavelmente, segundo Foucault, uma derivação da *patria potestas* que concedia ao pai da família romana o direito de dispor da vida de seus filhos ou de escravos, uma vez que ele os tinha "dado"[87], portanto poderia deles dispor. Se com o tempo esse direito foi atenuado, ele encontrou substitutivos de acordo com a época em que se manifestava. Assim, o soberano detinha o poder sobre os súditos quando

---

85 Cf. Mann, 2000, p. 82-3.
86 Cf. Foucault, 2001, p. 80.
87 Cf. Foucault, 1999, p. 127.

dependia dele a manutenção da vida, ou sua subtração, seja ordenando a morte, confiscando suas posses, ou submetendo-o a um castigo ou ao isolamento. O soberano, uma vez ameaçado, convocava os súditos para defendê-lo, levando-os à guerra, expondo a vida dos últimos para a manutenção do primeiro. Havia ali, portanto, um ordenamento jurídico.

Com o tempo houve um refinamento das formas de atuação desse poder, sem, contudo alterar o seu princípio, "o direito de morte tenderá a se deslocar ou, pelo menos, a se apoiar nas exigências de um poder que gere a vida e a se ordenar em função de seus reclamos".[88] A morte seja física ou social já não era o único mecanismo de exercício do poder.

A partir do século XVII, o poder deixa de se basear essencialmente na extração da vida, para estimular o vigor da vida como forma de promoção da produção, da economia. Nesse período, "o poder centrou-se no corpo como máquina", adestrando o corpo para "ampliar suas aptidões" apropriando de suas forças, para integrá-lo no sistema de controle e da economia. Um pouco mais tarde, no século XVIII, já se pode observar um aprofundamento, ao mesmo tempo expansão desse processo, que Foucault chamou de "mecânica do ser vivo", fazendo com que o poder fosse exercido por intermédio do controle, dos nascimentos, da mortalidade, do nível de saúde, das condições que pudessem influenciar no prolongamento da vida. Ao conjunto desses processos de intervenção e regulação da vida por parte do poder, ou do Estado, é nomeado por Foucault como uma "biopolítica da população". Se a vida era – e é – um processo singular, individual, investir sobre a vida, e não apenas sobre a morte, torna-se um mecanismo que é desejado pelo sujeito – e regulado pelo Estado.

Dessa forma, o autor sugere que há uma associação da emergência do biopoder a uma exigência de ajuste do capitalismo:

> Este biopoder, sem dúvida, foi o elemento indispensável ao desenvolvimento do capitalismo, que só pode ser garantido à custa da inserção controlada dos corpos no aparelho de produção e através de um ajuste dos fenômenos de produção aos processos econômicos [...] uma administração dos corpos, uma gestão calculista da vida.[89]

---

88 Cf. Ibidem, p. 128.
89 Cf. Ibidem, p. 132.

Mas o capitalismo exigia mecanismos que mesclassem tanto dominação quanto "docilidade". Se por um lado ele deveria trazer consigo elementos que o justificassem na vida comum do indivíduo, utilizando para tanto as instituições de poder como norma de ação – como "a família, o exército, a escola, a polícia, a medicina individual ou a administração das coletividades" –, por outro lado operava, também, como fator de segregação e hierarquização social, proporcionando "relações de dominação e efeitos de hegemonia".[90]

É nesse momento que, segundo o autor, pela primeira vez na história a questão biológica se reflete diretamente – como também se associa – aos instrumentos da ação política. Por meio das exigências do corpo, suas necessidades, e em particular, da sexualidade, a política alcança o corpo e por intermédio dele é exercido o poder.

Mas para que esse intricado processo lograsse algum sucesso tornou-se imperativa a instituição de uma norma, obrigando a civilização a forjar e a se submeter a um sistema jurídico que fosse capaz de formular certas leis. A instituição de normas é a ferramenta com a qual o Estado penetra no corpo do indivíduo. É sobre esses parâmetros que "uma sociedade normalizadora é o efeito histórico de uma tecnologia de poder centrada na vida".[91]

O mesmo autor, em *O nascimento da clínica*, retoma essa ideia de normalização como instrumento de penetração do Estado na saúde, ou seja, no corpo das pessoas. Só assim, com esse poder de ingerência, é possível ao Estado se fazer existir fisicamente, podemos dizer assim, na vida da pessoa:

> Só poderia haver medicina das epidemias se acompanhada de uma polícia: vigiar a instalação das minas e dos cemitérios, obter o maior número de vezes possível, a incineração dos cadáveres, em vez de sua inumação, controlar o comércio do pão, do vinho, da carne, regulamentar os matadouros, as tinturarias, proibir as habitações insalubres; seria necessário que depois de um estudo detalhado de todo o território, se estabelecesse, para cada província, um regulamento de saúde para ser lido "na missa ou no sermão, todos os domingos e dias santos", e que diria respeito ao modo de se alimentar, de se vestir, de evitar as doenças, de prevenir ou curar as que reinam.[92]

---

90 Cf. Ibidem, p. 132-3.
91 Cf. Ibidem, p. 135.
92 Cf. Foucault, 1998, p. 27-8.

O Estado, assim, se justificava, se fazia presente.

Jurandir Freire Costa[93], em um longo trabalho de investigação, também perscrutou a influência da instituição de uma norma familiar e política do Brasil do século XVIII e XIX, como instrumento de edificação do Estado.

Com a descoberta do ouro, cidades surgiam e expandiam-se sem qualquer ordem. A população socialmente ativa, ou seja, a que detinha os mecanismos de poder – os comerciantes, militares, funcionários públicos e religiosos –, começaram a se opor à extorsão econômica de Portugal. Não havia métodos eficientes de controle do caos que surgia nessas cidades. Multiplicavam-se atos de sabotagem econômica e rebeldia política. Com efeito, o governo se ocupava na luta em dois flancos: a invasão estrangeira no sul e a insubordinação interna. A ordem era punir.

Duas instituições dispunham de técnicas eficientes para controle dos indivíduos, a Igreja e o exército. Como a educação jesuíta implicava desenvolvimento da instrução e escolarização, esse artifício acabou por contrapor a ordem religiosa aos interesses da Coroa Portuguesa. Quanto aos mecanismos do exército, Freire faz curioso relato sobre formas de militarização não formalizada, chamada na época de "terços auxiliares". Essas forças eram arregimentadas na população pobre. Uma vez que estivesse engajada, possuindo também uma parcela de poder, essa população teria como controlar melhor os distúrbios sociais. Porém não tardou que essas forças, aliadas a parcelas de militares, se posicionassem diante dos conflitos de interesses entre os portentosos da elite rural e o governo português. O resultado foi que o Estado via nessas duas forças, a Igreja e o exército, formal ou não, alternativas preocupantes. Tanto educar quanto armar a população era um risco.

A medicina aliava-se ao Estado, num acordo tácito nem sempre percebido pelos seus atores, no sentido de estabelecer maior controle e vigilância à população. Tentativas de militarização foram insuficientes para manter-se a ordem num país sem qualquer regime jurídico ou policial que funcionasse para atender aos interesses das classes dominantes. A alternativa encontrada, favorecendo interesses da corporação médica e do Estado, foi *medicalizar* as ações políticas do Estado, reconhecendo o valor político das ações sanitárias. A noção chave desse acordo foi a salubridade.

---

93 Cf. Costa, 1983.

Hannah Arendt, bem antes de Foucault – embora ele não tenha se referenciado a ela em seus trabalhos –, já afirmava que a defesa da vida era um fato biopolítico,

> o motor não só da Revolução Francesa, mas também de todas as que se seguiram, denunciando-a como a doutrina política mais perniciosa da época moderna, a que coloca que o bem supremo é a vida e que o processo vital da sociedade é o centro do esforço humano.[94]

Se Arendt afirmava que a política trata da comunidade e da reciprocidade entre seres diferentes, Fassin reconhece que a biopolítica "representa uma regressão e uma negação da política"[95], como se retornássemos, de forma diferenciada, ao antigo tempo dos soberanos.

Já Giorgio Agamben apresenta uma formulação que dá continuidade ao pensamento de Foucault. O autor inscreve a expressão *Homo sacer* (homem sacro) para demonstrar a contradição que faz do homem um ser que deve ser protegido, mas que, ao mesmo tempo, é uma presa do poder político. Agamben recorre ao verbete *sacer mons* escrito pelo gramático Pompeius Festus (século II d.C.) em seu tratado *Sobre o significado das palavras* que diz:

> O homem sacro é, portando [portanto], aquele que o povo julgou por um delito; e não é lícito sacrificá-lo, mas quem o mata não será condenado por homicídio; na verdade, na primeira lei tribunícia se adverte que "se alguém matar aquele que por plebiscito é sacro, não será considerado homicida". Disso advém que um homem malvado ou impuro costuma ser chamado sacro.[96]

Esse *Homo sacer* é a representação e objeto do biopoder. O corpo das pessoas pode ser protegido, tratado, medicalizado, porém, a sua condição humana, ou a sua condição de sujeito, ou mesmo a vida, está submetida a um poder soberano do Estado. Essa estrutura de poder deve proteger, mas não é criminosa se, também, eliminar. Eliminação essa que pode ser do físico ou do isolamento social, político.

---

94 Cf. Arendt, 1961, p. 89.
95 Fassin, 2004, p. 178.
96 Cf. Agamben, 2004, p. 196.

No mundo moderno esse poder, a vida, que Agamben numa expressão a Walter Benjamin chama de "vida nua", seria uma perpetuação, ou manutenção do poder soberano de séculos atrás, agora sob outra forma, ainda que mantendo a mesma substância. Talvez daí Arendt já haver compreendido este como o mais pernicioso dos sistemas. O mundo estaria, permanentemente, vivendo sob um estado de exceção, um estado de urgência que o poder tem interesse em manter e explorar. O capital não trataria a vida em si como fonte de sua acumulação, como por exemplo, o resultado da produção das coisas, dos bens feito pelas pessoas. Agora o corpo, desejoso de cuidados para mantê-lo vivo, é a fonte do sistema, retribuindo com certos mecanismos operacionais, como contrapartida, a manutenção de sua saúde.

Podemos ver aí a assertiva de Ivan Illich[97] que sugeria quanto mais se ofertasse saúde, por meio da parafernália clínica, mais intensamente é percebida a falta de saúde, e daí, ela é ainda mais desejada. Assim, o que interessa ao capital moderno é o produto, quantificado em moeda, que essa aspiração cria, como o comércio de medicamentos, a tecnologia dos exames propedêuticos, os insumos. Não é a vida em si que interessa, mas o que ela produz como "coisa". Ainda segundo Agamben, "são os corpos absolutamente matáveis dos súditos que formam o novo corpo político do Ocidente".[98]

Fassin se pergunta qual seria a importância da compreensão da biopolítica para as sociedades contemporâneas. Em primeiro lugar, ela nos mostra como a vida tornou-se em desafio crucial não somente na produção das políticas, mas como elas podem atuar sobre pessoas singulares ou populações indiferenciadas, tal como doentes específicos ou refugiados, ocupando um lugar crescente nas ações públicas. Em segundo lugar, permite "relacionar domínios geralmente separados por recortes administrativos e disciplinares e de produzir, assim, novas cartografias da atividade humana". Dessa forma a ciência, a medicina e a ética se reúnem em diversas dimensões do conhecimento, demonstrando "que as decisões e intervenções da gestão dos corpos individuais e coletivos participam de conjuntos mais vastos como o trabalho, a imigração, o urbanismo, a saúde

---

97 Cf. Illich, 1975. Veja a partir da p. 65 detalhes da obra do autor no capítulo 4.2 *A crítica aos médicos e à medicina*.
98 Cf. Agamben, 2004, p. 131.

pública, a prática clínica e a pesquisa biomédica".[99] Por fim, a biopolítica interfere realizando um questionamento sobre a economia moral das sociedades, relações que vão desde as situações dos pacientes sem assistência nos hospitais à formulação de novas leis no campo da bioética, as atribuições dos seguros financeiros, como, também, as relações internacionais no que se refere ao comércio de medicamentos.

Nesse sentido, a biopolítica é uma teoria que nos instiga a pensar sobre a condição humana, sobre o complexo jogo que governa os seres humanos.

A introdução da biopolítica – e em decorrência dela, o pensar sobre novas relações de poder – como convite ao pensamento crítico é um empreendimento, reconheçamos, difícil de ser assimilado pelos médicos que atuam na prática diária. Mas ela coloca em questionamento ações públicas ou individuais que, num olhar apressado, podem se justificar quando sustentados pela ciência ou pela política predominante. Como exemplo, simplesmente por se dizer que certa terapia é eficiente, isso não quer dizer que ela é aplicada apenas com o objetivo do bem comum ou individual; num mundo submetido à lógica financeira, podemos supor, a noção de "bem comum" pode ser moldada segundo estes interesses econômicos. Políticas públicas, apenas pelo fato de se dizerem democráticas, necessariamente não garantem que são isentas de dano individual ou coletivo. Artigos científicos publicados por instituições ou respeitadas revistas não implica que seus resultados estatísticos sejam aplicáveis no indivíduo que está na nossa frente, ou que esse resultado seja reprodutível em situações geográficas ou políticas completamente diferenciadas. Porém, quando são lidos sem essa crítica, ou interpretamos apenas no que é "receitado" no seu *abstract*, isso pode não representar apenas uma falha metodológica de quem o lê, mas uma ingerência política dos financiadores da pesquisa que nos passa despercebida ou ignorada.

Lecorps e Paturet[100] recorrem a dois exemplos para ilustrar o mecanismo de biopoder na história contemporânea. Primeiro, eles observam as políticas de imigração ligadas ao desenvolvimento da industrialização nos países europeus. Há o recrutamento de mão de obra estrangeira de baixo custo e pouco qualificada nos períodos de expansão econômica, seguida de

---

99 Cf. Fassin, 2004, p. 178.
100 Cf. Lecorpes e Paturet, 1999.

uma política de fechamento das fronteiras nos períodos de fragilidade dos mercados que talvez, no futuro, levará a um novo recrutamento de pessoas para restaurar o equilíbrio perturbado pelas aposentadorias. Hoje, esse movimento se dá sem constrangimentos, sendo motivo de grandes discussões na Europa. Porém, mesmo as chamadas "políticas de esquerda" não conseguem se opor firmemente as limitações da imigração, cujas políticas são no conjunto apoiadas pelas populações europeias. Quando o assunto é a proteção dos mercados internos, a discussão sobre os direitos humanos é colocada em segundo plano, por exemplo, no país onde esses direitos nasceram, como na França.

Um segundo exemplo diz respeito às políticas de controle das populações. Lecorps e Paturet escrevem:

> Nos parece completamente paradoxal atribuir aos povos dos países ditos em desenvolvimento o imperativo de controlar a sua fecundidade e, é claro, de a reduzir, sob a alegação de que eles não dispõem dos recursos suficientes para alimentar as suas crianças agravando, assim, as capacidades de desenvolvimento de seus países; enquanto, ao mesmo tempo, as populações dos países mais favorecidos consomem sem freio a maior parte dos recursos não renováveis do planeta, sem se preocuparem com a sua descendência. Certamente o peso de um grande número de crianças por mulher pode representar um freio ao desenvolvimento. Mas [podemos nos perguntar se] são eles que mais detonam as matérias-primas, que abaixam os preços impostos aos seus produtos como o algodão, o cacau, o café, as bananas, etc., criando as condições objetivas da miséria?[101]

Apenas a título de exemplo do que será discutido mais amplamente mais à frente, tomemos um estudo realizado na cidade de Boa Vista das Missões no estado do Rio Grande do Sul.[102]

Chama a atenção que numa pequena cidade de pouco mais de 2 mil habitantes, 53% da população tenha usado ou faz uso de medicação psicotrópica ou ansiolítica. Do ponto de vista biomédico, pode ser que esse uso seja indicado para atenuar os sintomas de um indivíduo, mas do ponto de vista da biopolítica, não podemos escapar da reflexão de que esse número exageradamente alto tem outras implicações. Os autores do estudo sugerem que esse mecanismo

---

101 Cf. Lecorps e Paturet, 1999, p. 49.
102 Cf. Ignácio e Nardi, 2007.

age conformando modos de ser e instaurando uma normalidade medicalizada, na qual a expressão do sofrimento (de qualquer origem e forma) não se torna objeto de reflexão e busca de construção de outras formas de ser, mas sim de um "bloqueio químico" das emoções. Entretanto, o dispositivo só é potente no contexto analisado quando acoplado à [a] uma forma específica de apresentação da biopolítica que articula formas tradicionais de gestão baseadas no assistencialismo, no paternalismo e na dependência (próprias do contexto local) com a produção de fármacos (produto do capitalismo global).[103]

Os autores citados acima sugerem que o entendimento de "funcionamento adequado" do sistema de saúde é percebido pelas pessoas, dentre outros fatores, na medida em que o poder público do município é eficiente na distribuição ágil de medicamentos.

Na lógica dos sistemas citados pelos exemplos acima, é que Agamben chega a afirmar que

é somente por que a vida biológica, com as suas necessidades, torna-se por toda parte o fato politicamente decisivo, é possível compreender a rapidez, de uma outra forma inexplicável, na qual em nosso século as democracias parlamentares puderam virar Estados totalitários, e os Estados totalitários converterem-se, quase sem solução de continuidade, em democracias parlamentares. Em ambos os casos, estas reviravoltas produziam-se num contexto em que a política já havia se transformado, fazia tempo, em biopolítica, e no qual a aposta em jogo consistia então apenas em determinar qual forma de organização se revelaria mais eficaz para assegurar o cuidado, o controle e o usufruto da vida nua.[104]

---

103 Cf. Ibidem, p. 89.
104 Cf. Agamben, 2004, p. 127.

SEGUNDA PARTE

A medicina na modernidade

4 – Modernidade e medicina

Ao pensarmos sobre os possíveis efeitos da modernidade sobre o homem e sobre a medicina, nos é inescapável a lembrança de certos filmes do cinema. Podemos perfeitamente lembrar da metáfora de *Tempos modernos* de Chaplin (1936), quando o personagem já mecanizado pela repetição de um ato contínuo numa linha de produção, sai apertando parafusos, porcas, e daí qualquer objeto de forma semelhante, de tal forma que lhe escapa o que é real e o que é máquina, ao ponto de mergulhar nas engrenagens como se fosse engolido como parte integrante da máquina.

Impossível não lembrar também de Fritz Lang em *Metrópolis* (1927). Ou ainda do estupendo filme de Stanley Kubrick, *2001: Uma odisseia no espaço*. A máquina – o computador Al – após o contato com o conhecimento, é tomado pelo desejo de se defender do outro e, assim – ato contínuo –, de matar.

Todas essas imagens já nos anunciavam uma relação com o mundo, após o domínio sobre a técnica, de tal forma interdependente, que essa técnica ou a ciência, em algum momento, teria uma força tal sobre o criador que o controlaria.

A medicina também não escaparia a essa profecia. Por várias vezes no cinema e na arte, ela é o instrumento que nos faz penetrar nesse mundo de forma irrevogável; *Frankenstein*, *O médico e o monstro*, *A mosca* de 1958 e refilmado em 1986; vários outros filmes se seguirão.

A entrada da medicina na modernidade, segundo Michel Foucault, se dá pelo abandono da noção dos humores iniciada em Hipócrates e pela introdução de dois fatores fundamentais ocorridos no século XVIII: a Revolução Francesa e a anatomia patológica.[105] Essa periodização é de grande importância, já que implica uma profunda mudança epistemológica e, por conseguinte, uma nova forma de também abordar o paciente.

---

105 Cf. Foucault, 1998.

Para Foucault, a interseção desses dois fenômenos no século XVIII, um político e outro médico, faz nascer a clínica. A implantação dos ideais da Revolução Francesa, ou seja, a presença de um Estado republicano na vida cotidiana das pessoas evoluiu ou foi possível com a intercessão da medicina. Em que o Estado não existia, ele penetrava no tecido social, como discutido anteriormente, por meio de artifícios e técnicas médicas como, por exemplo, a higienização, o enterro dos cadáveres, a criação dos hospitais, a ida de médicos para o interior e a formação de escolas de medicina que atendesse ao interesse da revolução.

Foucault, dessa forma, trabalha com esses dois fatores fundamentais para o nascimento da clínica, um político e outro técnico. Ao perceber que "a doença é, assim, tomada de um duplo sistema de observação: um olhar que a confunde e a dissolve no conjunto das misérias sociais a suprimir [político]; e um olhar que a isola para melhor circunscrevê-la em sua verdade de natureza [técnico]"[106], ele destaca que o surgimento da anatomia patológica e os fatos políticos ocorridos na França do século XVIII – a Revolução e os anos que se seguiram a ela –, fundaram a clínica como nós a conhecemos hoje. Para ele, "existe, portanto, convergências entre as exigências da ideologia política e as da tecnologia médica".[107]

A anatomia patológica deu ao médico uma visão do detalhe para tentar entender o todo. Essa oportunidade sobre a compreensão da vida se deu pelo olhar atento sobre a morte, sobre o cadáver, e sua relação com a doença. Já as transformações políticas obrigaram o estabelecimento de um controle, por intermédio das instâncias políticas, sobre o exercício da clínica que nascia, junto a anatomia patológica e a formação de uma consciência política do médico. Esse *status* político fez com que a medicina do século XIX fosse regulada pela normalização, fundamental para que o Estado se fizesse presente na vida do cidadão. Aqui o autor reafirma as observações daquele período quando diz: "a primeira tarefa do médico é, portanto, política".[108]

A função política da medicina é percebida bem antes de Foucault. Rudolf Virchow (1821-1902) já escrevia em 1848 "que a medicina é uma ciência social. A política não é mais do que a medicina em grande escala".[109]

---

106 Cf. Ibidem, p. 46.
107 Cf. Ibidem, p. 41.
108 Cf. Ibidem, p. 37.
109 Cf. Labra, 2000.

Aquele, portanto, é o período em que se consegue estabelecer relações de causa e efeito, mediante a correspondência entre a anatomia e os sintomas clínicos; a conjunção destes dois fenômenos traria uma modificação essencial ao saber médico. O que antes eram sinais e sintomas, como febre, emagrecimento e hemoptise, pode-se observar a partir de então que havia uma correspondência entre a caverna no pulmão do tísico e as manifestações clínicas por ele apresentadas.

Esse processo de modernização da medicina foi longo. Se na medicina antiga os médicos se ocupavam em conservar a saúde a partir de uma visão global – os humores – fundados em especial nos remédios à base de plantas, a visão anatômica, inaugurando a modernidade, tendia à abordagem terapêutica a partir da cirurgia, voltando-se, assim, para o específico.

O trabalho de Giovanni Batista Morgagni intitulado *De sedibus et causis morborum per anatomem indagatis* (Investigações anatômicas sobre as sedes e as causas das doenças), parece ter sido a peça mestra dos trabalhos posteriores que inauguraram essa fase moderna da medicina.[110] A geração seguinte – formada pela reunião singular entre acontecimentos individuais, intelectuais e de uma cultura política vinda da Revolução Francesa – pode ser representada por Xavier Bichat (1771-1802) e Laennec[111]. O primeiro, em seu *Tratado sobre as membranas*, inscreve e inaugura uma divisão anatômica dos corpos em diferentes planos, como as membranas serosas e mucosas.[112] Bichat, segundo Foucault, foi o fundador desse corte epistemológico, quando a "experiência clínica tornou-se o olhar anatomoclínico".[113]

Assim, a medicina moderna tem o seu olhar cada vez mais voltado para o específico, à procura de uma unidade fundamental. Nesse longo caminho, segundo o antropólogo Laplantine[114], os princípios enunciados pelo fisiologista Claude Bernard (1813 - 1878) se mantêm até os tempos atuais. Bernard, em *A introdução ao estudo da Medicina Experimental* de

---

110 Cf. Sournia, 1997, p. 184-5. Anatomista italiano, Morgagni (1682-1771), em seu trabalho citado acima, realizou mais de 600 autópsias, é reconhecido como o primeiro estudioso a estabelecer uma análise retrospectiva entre as lesões cadavéricas e os sintomas clínicos. Além disso, dados os seus meticulosos métodos de análise e descrição, é chamado de pai da anatomia patológica.

111 Cf. Ibidem, p. 204. Théophile-René Laennec (1781-1826), médico francês descobridor do estetoscópio dentre diversas contribuições à medicina.

112 Cf. Maulitz, 2004, p. 47-51.

113 Cf. Foucault, 1998, p. 167.

114 Cf. Lapantine, 1992.

1865, diz que a medicina seria, no futuro, uma ciência verdadeira, apoiada sobre o determinismo físico e químico, fundada sobre a fisiologia aplicada. Nos tempos atuais, não há como não considerar esse pensamento.

A medicina, procurando o específico, o nomeável, se vê hoje no seu momento mais exuberante do ponto de vista tecnológico. Na obstinação de sua procura pelo ponto exato das coisas, aquilo que só é verdade se é visto, a medicina se ocupa, agora, do olhar sobre a genética, sobre a estrutura molecular.

4.1 – Os princípios da medicina

Primum non nocere. Esta expressão latina extremamente conhecida talvez possa ser eleita como o primeiro dos aforismos médicos que contribuiu para inaugurar os princípios da profissão. No entanto, como muitos acreditam, sua origem não se deu em Hipócrates que viveu entre 460 e 370 a.C.[115] Há evidências que ela tenha se originado, na forma como a conhecemos, no latim tardio (latim usado por padres e seus discípulos no século VI e por outros autores entre os séculos III e VI). No entanto, Hipócrates escreveu – em grego – em *Epidemias 1,2,11* que "no que se refere às doenças, é preciso agir em duas direções, para causar benefício ou pelo menos não causar dano".[116]

Como fenômeno de uma época, sabemos que a medicina hipocrática surgiu num momento de aproximação ou convergência de vários pensamentos. O médico de então era sujeito e ator de uma arte que surgia ao lado do professor de ginástica, ao lado do poeta, do músico, surge como um personagem de relevo, um filósofo. Assim, também num movimento de integração do pensamento, a literatura médica atraía muito a atenção, ressaltando ideias distintas como a definição entre *leigos* e *profissionais*. O termo "leigo" provém da linguagem medieval e nas suas origens servia para designar os "não clérigos" e mais tarde, os não professos. Já o termo grego *idiótes*, exprime a mesma ideia, tendo um sentido político-social, designando o indivíduo que não está enquadrado no Estado ou na comunidade humana, mas vive ao seu bel-prazer. O médico, em oposição a este indivíduo

---

115 Cf. Smith, 2005.
116 Cf. Tosi, 1996, p. 353.

idióte, sentia-se um demiurgo, homem de ação pública, denominação que abrangia dois aspectos da profissão médica: o social e o técnico.[117]

Nesse contexto, a visão de um todo era fundamental, as partes não eram o objeto do interesse intelectual, mas o todo, a arte, aquilo que os gregos chamavam de Paideia.

Bem antes disso, estudos arqueológicos realizados no século XIX nos trouxeram valiosas informações sobre como pensavam as civilizações ocidentais do Oriente Próximo e Oriente Médio. Ao curso do século XIX a.C., observam-se as primeiras leis estabelecidas, notadamente por meio do célebre *Código de Hamurábi,* o qual se encontra exposto no Museu do Louvre em Paris. Lá, estão inscritas inúmeras normas de conduta, em especial do mundo jurídico. Entre elas, pode-se ler a fixação de honorários médicos segundo o tipo de intervenção cirúrgica ou de sanções em caso de insucesso dependendo do nível social do paciente.[118]

Por volta dessa época, chamam a atenção os procedimentos dos práticos, que acabavam, também, por estabelecer certa norma, fato que nos será de grande interesse para quando voltarmos as nossas atenções para o mundo contemporâneo. Segundo Jean-Charles Sournia em seu livro *Histoire de la médecine*, o primeiro gesto fundamental é nomear o mal. A identificação pretende anular o mistério e indica o deus competente ou responsável que convém invocar. O segundo gesto é o sacrifício propiciatório, verdadeiro rito de substituição que remonta a diversas religiões antigas ou contemporâneas.

O médico em suas origens poderia ser entendido como um interlocutor entre Deus e o homem. Imaginemos a Mesopotâmia de séculos antes da era cristã, quando o homem vivia em um ambiente dominado pela religião e pelos deuses. É possível identificar aí a origem do sentimento popular que atribui ao médico caracteres da magia e da religiosidade que persistem até os dias de hoje e que nos servirá de reflexão mais adiante.

Em sua origem, a arte de curar jamais foi atribuída a uma determinada profissão. Assim, adivinhos, sacerdotes, sacrificadores, médicos, todos se ocupavam das doenças; na medicina do Egito antigo, a transmissão do saber médico de geração a geração não permite concluir sobre a existência de escolas de medicina. A prática médica não se transmitia do mestre ao

---

117 Cf. Jaeger, 1995, p. 1002-3.
118 Cf. Sournia, 1997, p. 17.

aluno, mas do pai para o filho – se não dentro da própria família, pelo menos, dentro da própria casta.

Assim, brevemente, temos vários exemplos de ideias e atitudes que sustentaram a medicina e que ao longo do tempo foram se constituindo como princípios até chegarmos ao mundo moderno. Para nosso estudo – atendendo a uma necessidade de definir quais os princípios a que nos referimos ao identificá-los na introdução do presente ensaio –, elegeu-se a Declaração sobre o Profissionalismo Médico (*Charter on Medical Professionalism*) instrumento do Projeto sobre o Profissionalismo Médico, como o documento que indica os princípios da medicina contemporânea. Esse documento foi elaborado e empreendido pelas seguintes instituições: *American Board of Internal Medicine* (ABIM); *American College of Physicians–American Society of Internal Medicine* (ACP–ASIM) e a *European Federation of Internal Medicine* (EFIM).[119]

Essa escolha se deveu tanto a reconhecida importância dessas instituições quanto ao relevante fato dessa carta ter sido publicada primeira e simultaneamente nos jornais *Annals of Internal Medicine* e *The Lancet*, ambos no ano de 2002. Posteriormente, quinze meses mais tarde esse documento já havia sido publicado em várias revistas espalhadas pelo mundo e traduzido para o francês, italiano, espanhol, português, alemão e polonês com previsão de tradução, àquela época, para outras línguas.[120] Até então, cerca de noventa associações profissionais já haviam subscrito a carta e cerca de cem instituições médicas e de saúde já haviam promovido encontros e discussões ao redor no mundo, em especial no ocidente.

Essas referências não são apenas meras citações, mas uma evidência de que os princípios da medicina ali inscritos são o que podemos chamar de consenso em relação ao tema.

A *Declaração sobre o profissionalismo médico* inscreve três princípios fundamentais e dez responsabilidades. São os princípios fundamentais: O princípio da primazia do bem-estar do paciente; da autonomia do paciente e o da justiça social.

Fazem parte das responsabilidades, ou compromissos profissionais: a competência profissional; a honestidade para com os pacientes; a confidencialidade; a manutenção de apropriadas relações com os pacientes;

---

119 Cf. *Medical professionalism in the new millennium: A physician charter*, 2002.
120 Cf. Blank et al., 2003.

a melhoria da qualidade do cuidado ao paciente; o compromisso de melhorar o acesso ao cuidado; o da justa distribuição de recursos finitos; com o conhecimento científico; o compromisso de manter a confiança no manuseio dos conflitos de interesse e, por último, o compromisso para com as responsabilidades profissionais.

O documento em questão é, portanto, um enorme esforço internacional para estabelecer e divulgar os princípios a serem pensados e seguidos pelos profissionais médicos.

Por fim, na introdução desse documento já há uma preocupação sobre a influência do mundo moderno em relação à profissão médica, em que se inscreve a seguinte premissa: "as mudanças nos sistemas de transferência de cuidados médicos no mundo industrializado ameaçam os valores do profissionalismo". É justamente sobre essa preocupação que nos debruçaremos nestas páginas.

Os princípios da medicina são eles mesmos os que regem o julgamento médico na contemporaneidade?

4.2 – A crítica aos médicos e à medicina

A crítica à medicina e aos médicos não é propriedade da era moderna, mas remonta ao princípio mesmo da história da medicina. Desde Plínio (viveu entre 23 e 79 d.C.) há registros dessas críticas.[121] Porém, relatos sobre a forma de o médico agir, as restrições e premiações a ele impostas, podem ser encontrados em inscrições bem mais antigas, a chamada pré-história da medicina.

Não faltarão, também, clássicas críticas que permanecerão pelo teatro desde Molière em *Le malade imaginaire*, peça encenada em 1673, passando por Machado de Assis, autor de *O alienista*, publicado em 1882, além de uma célebre peça do poeta e dramaturgo francês Jules Romain, intitulada *Knock*, ou, *Le triomphe de la médecine*, escrito em 1924. Isso sem mencionar as inumeráveis formas jocosas de críticas ao médico no domínio popular, ou mesmo entre os próprios médicos. Escritores dificilmente deixam escapar uma ocasião para criticar o poder, a paixão do médico pelo ouro, ou a capacidade dele de imaginar doenças para pacientes que se creem muito importantes.

---

121 Cf. Lecourt, 2004, p. 300-1.

Mas são nosso objeto especial de atenção as críticas – bem mais virulentas – que começaram a surgir ao longo dos anos 1960. Duas observações são pertinentes quanto a essa datação. Primeiro, os médicos experimentaram nos últimos 70 anos grandes transformações. A produção em larga escala dos antibióticos desde os anos 1940 prometiam um controle sobre as doenças infecciosas até então inimaginável. Desde então, a introdução de novas técnicas propedêuticas e terapêuticas apontavam para um futuro fantástico para a medicina, a chamada *Época de Ouro*. Entretanto, foi justamente na esteira dos anos de grande contestação política e social – os anos 1960, 1970 –, que surgiram as críticas mais agudas tanto à medicina quanto aos médicos, surgidas dos intelectuais da época.

Tornou-se clássico o trabalho de Ivan Illich intitulado *A expropriação da saúde: nêmesis da medicina* publicado em 1975, cuja primeira frase é: "A empresa médica ameaça a saúde". Embora reconheça que os avanços da antibioticoterapia, da prática da vacinação contribuíram para a diminuição da mortalidade na população, o autor lança mão de uma extensa bibliografia e de observações estatísticas que o autoriza a supor que "o tratamento dessas infecções poderia tornar-se bem mais eficaz na medida em que fosse desprofissionalizado e passasse a ser parte da cultura higiênica popular".[122]

Preliminarmente, não parece sem razão a observação de I. Illich já que grande parte das mortes no mundo atual se devem a características da própria modernidade – a poluição, os acidentes automobilísticos e as doenças profissionais. O autor continua:

> As novas técnicas de que se dispõe para reconhecer e tratar condições tão perniciosas como a anemia e a hipertensão, ou para corrigir as malformações congênitas, graças a intervenções cirúrgicas, redefinem a morbidade, mas não a reduzem. *Tudo isso sem contar – assinala – as consequências iatrogênicas da medicina moderna quando afirma, entre outras observações*: a verdade é que o diagnóstico precoce transforma pessoas que se sentem bem em pacientes ansiosos.[123]

A crítica de Illich parece se estender para além das questões propriamente médicas, podendo ser entendida como uma crítica mais geral

---

122 Cf. Illich, 1975, p. 20.
123 Cf. Ibidem, p. 49.

de uma sociedade industrial e das próprias instituições ocidentais. Essas, para ele, se tornaram contraprodutivas na medida em que sujeitaram os indivíduos a um ciclo de consumo/produção sem fim, cuja regulação escapa às populações pobres e privilegia as chamadas elites. Os médicos teriam, assim, se aliado – tacitamente ou não – à indústria farmacêutica para interditar o estado saudável do indivíduo, eliminando a autonomia do paciente, afastando-o da condição de sujeito. Dessa forma, a corporação médica teria se apropriado do monopólio sobre a vida e dos acontecimentos tidos até então como fisiológicos.

Os escritos de Illich sofreram, como se poderia esperar, várias críticas vindas de todos os lados – em especial dos médicos. Muitos atribuíam suas observações à paixão do autor que lhe imprimia uma visão unicamente negativa da medicina.[124] No entanto, não há como negar a enorme importância de seu trabalho na denúncia – extremamente bem documentada – da medicalização[125], do abuso de propedêuticas desnecessárias e da participação médica como cúmplice de um mercado farmacêutico crescente e danoso à população.

Essa visão de Illich foi classificada como ortodoxa em função de sua inspiração nos movimentos de maio de 1968 no mundo e na França, em particular, com maior ou menor influência do pensamento marxista.

A chamada "Ordem Médica" tem sido observada e criticada nas últimas décadas, como um instrumento de poder, ora operando como corporativo, ora funcionado como uma autoridade cujo valor pode ser questionado, mas que, a rigor, é sempre obedecido. No entanto, como bem denota o termo medicalização, não se trata apenas de submeter-se aos conhecimentos e as dúvidas da sociedade ao poder médico, mas observar os fenômenos da sociedade sob a óptica biomédica.

Embora sujeito a críticas, dado a contundência das suas afirmações e a falta de vivência quanto ao cotidiano médico, o psicanalista francês Jean Clavreul apresenta suas ideias perscrutando as diferenças entre o discurso médico e o discurso psicanalítico. Ele escreve:

---

124 Cf. Sinding, 2004, p. 301.

125 *"Medicalização"*, palavra não encontrada nos dicionários de língua portuguesa, entretanto, já usada neste texto. Segundo a Wikipédia é datada da década de 1970. É, porém, utilizada com frequência tanto na literatura nacional quanto estrangeira. Até o ano de 2012 havia 171.000 citações no portal Google em português e 408.000 citações em inglês (*medicalisation*). Define o modo de vida do homem quando é apropriado pela medicina, seus mecanismos e pensamento.

Não nos enganemos, entretanto, sobre a independência de que se vangloriam os médicos de todos os tempos. Ela significa apenas que os médicos não querem reconhecer nenhum outro poder que não o poder médico. Eles se recusam a ser os empregados de um poder estranho à sua disciplina. Eles são, no entanto, obrigados a levar em conta outros imperativos que não os imperativos médicos, em particular exigências da ordem econômica, social, administrativa, humana... Mas eles mantêm o comando sobre esses elementos estranhos ao poder médico. O médico se quer esclarecido, mas não é menos déspota por isso.[126]

Essa afirmação poderia estar perdida no tempo, posto que, como veremos adiante, os médicos se ressentem, hoje, do seu poder e creem que ele está se diluindo, sendo exercido por outras categorias da saúde que não são médicas. Discutiremos um pouco mais à frente que é possível que a medicalização tenha um poder tal que ultrapassou as fronteiras profissionais antes restritas aos médicos. Dessa forma, parece-me que a crítica à "ordem médica", hoje, vai além do médico, e se estende à medicalização do sujeito sob vários aspectos e é exercida por múltiplos segmentos da sociedade. É claro que, ainda, o médico exerce o principal papel no exercício desse poder.

Se é verdade que o médico se recusa a ser comandado por um poder estranho à sua disciplina, ao seu discurso, uma questão fundamental é saber se ele se vê ou não no mundo contemporâneo, como um elemento estranho às normas pós-modernas. Ainda que ilusoriamente, encantado pelo que a vida moderna lhe empresta em tecnologia e possibilidades, é de se supor que ele, o médico, em algum momento da sua trajetória se tenha confundido como membro íntimo desse poder, não percebendo que ele lhe é superior. Supondo que poder não é algo que se dissipa, é lícito pensar que ele é transferido para outras estruturas que, aparentemente, lhe são semelhantes ou podem dele se beneficiar.

Clavreul insiste que o discurso médico, ao contrário de um discurso mais reflexivo, "não se sustenta senão por sua objetividade, sua cientificidade, que é seu imperativo metodológico".[127] Logo no primeiro capítulo de seu livro "A ordem médica", o autor lança mão de uma ironia sobre o que seria uma biblioteca do médico, na qual não há uma preocupação com a filosofia ou o pensar da sociedade ou do próprio médico. Assim, a preocupação

---

126 Cf. Clavreul, 1983, p. 95.
127 Cf. Ibidem, p. 30.

do médico com a coisa específica – a ciência consubstanciando seu discurso – faz com que esse sujeito elaborasse uma ordem que "é mais poderosa que o mais poderoso ditador, e, às vezes, tão cruel. Não se pode resistir a ela, porque não se tem nenhuma razão a lhe opor".[128]

Uma leitura apressada de *A ordem médica* de Clavreul poderá causar certo desconforto e rejeição quando lido por médicos. Confesso que, no início, me senti assim. Entretanto, quando o autor fala da relação médico-paciente, ele vai além de uma visão puramente altruísta que, pretensamente, objetiva de modo essencial o bem-estar do paciente. Ele escreve: "é inexato dizer apenas que a medicina despossui o doente de sua doença, do seu sofrimento, de sua posição subjetiva. Ela despossui, do mesmo modo, o médico, chamado a calar seus sentimentos porque o discurso médico exige".[129]

Quando o autor fala da inexistência da relação médico-paciente – um ícone médico – ele se refere à importância que o discurso importa na constituição dessa relação, e esse discurso, provido de vocabulário técnico e especializado, constitui obstáculo para a relação com o doente. Indo mais além, o autor afirma que "o que funda a relação médico-doente é a exclusão das posições subjetivas de um de outro".[130] Ora, se o discurso médico se sustenta apenas na razão técnica e científica, como pensa Clavreul, e no poder unilateral do médico em administrá-lo, este não reconhece o discurso do outro, o do doente. Portanto, se um não reconhece esse discurso do outro, não haveria como dizer que aí se estabelece uma relação médico-paciente, já que uma parte dessa relação não reconhece a outra.

Assim, Ivan Illich já formulava ideias sobre o desaparecimento da relação médico-paciente, substituída pela relação "doente-instituição médica", em que o último é o representante de destaque dessa instituição. Nessa balança, na qual se equilibra a relação do médico com o doente, Clavreul sustenta que

> o discurso do doente é desacreditado de antemão não somente em razão do sofrimento e da angústia que os "impedem de raciocinar corretamente", mas porque o único discurso sobre a doença é o discurso médico. O resto é literatura.[131]

---

128 Cf. Ibidem, p. 47.
129 Cf. Ibidem, p. 49.
130 Cf. Ibidem, p. 211.
131 Cf. Ibidem, p. 214.

O que se questiona é se o médico, confundindo-se com outro poder soberano no mundo contemporâneo, pensando ser este último uma extensão do seu próprio poder, poderia encontrar algum bem-estar, justamente quando este poder, a modernização, está em pleno colapso, como já comentamos anteriormente.

Lupton[132] analisa a crítica de Foucault destacando a maior complexidade deste em relação aos antecessores – Illich e Clavreul – classificados como ortodoxos, embora critique, também, que o filósofo alicerçou suas observações nos textos e não sobre uma vivência prática, resultando disso uma dificuldade em perceber as várias maneiras que o paciente lança mão para resistir às injunções médicas.

Em contrapartida, a medicalização no seu sentido mais amplo contribuiu, também, segundo Foucault, para uma função política de vigilância da sociedade, de produção de corpos disciplinados, normalizados.

Ivan Illich sustentava em seu livro a tese da democratização dos conhecimentos sobre saúde para toda a sociedade, acreditando ele que a melhoria da informação do público sobre a medicina, não permitindo que essa informação estivesse restrita aos médicos, levaria a um controle mais eficiente da saúde da população.

A ideia de Illich não é original, sendo também lembrada por Foucault quando ele se refere a Bacher, autor de *De la médecine considérée politiquement*, ano IX da Revolução Francesa:

> E como se não bastasse a implantação dos médicos, pede-se que a consciência de cada indivíduo esteja medicamente alerta; será preciso que cada cidadão esteja informado do que é necessário e possível saber em medicina. E cada prático deverá acrescentar à sua atividade de vigilante uma atividade de ensino, pois a melhor maneira de evitar que a doença se propague ainda é difundir a medicina.[133]

Foucault amplia sua análise notando o risco dessa visão aparentemente democrática, podemos dizer assim, na qual, ele observa, a "des-medicalização", ou seja, o escape da medicalização da órbita médica, provocada pelo pensamento mais ortodoxo, poderia produzir, paradoxalmente,

---

132 Cf. Lupton, 1997, p. 94-110.
133 Cf. Foucault, 1998, p. 34.

um agravamento da própria medicalização.[134] Uma vez que o processo de entendimento do estado de saúde ou da doença escapa à órbita do poder médico, isso não evita que a expansão desse conhecimento não tenha contribuído ainda mais para uma medicalização da sociedade.

Mas as críticas ao pensamento médico e à própria medicina não tiveram sua origem apenas no chamado meio intelectual exterior à profissão médica. No rasto dos movimentos dos anos 1960, médicos também escreveram severas críticas ao comportamento e visão coletiva de seus colegas. Thomas McKeown[135], médico britânico reafirma, após Illich, que o declínio de certas doenças nos séculos XVIII e XIX – em especial as infecciosas e particularmente a tuberculose –, é um fenômeno que passaria ao largo da medicina, e a melhoria das condições de vida havia trazido inegável contribuição ao sujeito prolongando sua vida e seu bem-estar. O autor aponta que as grandes causas do aumento da mortalidade contemporâneas se devem às condições da vida moderna, como os acidentes automobilísticos, as doenças cardiovasculares, o uso do tabaco, a subnutrição e a falta de exercícios físicos. Em função disso, o autor sustenta que deveria haver uma reforma no ensino da medicina, diminuindo a influência do modelo mecanicista biomédico, privilegiando, assim, o estudo de saúde pública baseada na prevenção.

Porém, não se pode negar que os antibióticos em particular e a medicina científica no geral tiveram grande importância tanto na saúde pública, quanto na participação das medidas sanitárias e de salubridade, incluindo aí as prevenções em relação às mudanças no estilo de vida e ao incremento de vacinas.

Na constatação de que os médicos não poderiam tomar suas decisões a partir de conceitos mal elaborados ou sem uma base científica consolidada, o médico britânico e epidemiologista A.L. Cochrane em 1972 publica um trabalho em que denuncia a autossatisfação médica e a ineficiência da medicina, carecendo os médicos de uma racionalização das suas decisões e uma maior experimentação das teorias e práticas médicas. A contribuição de Cochrane levou à formação de diferentes centros internacionais, em

---

134 Cf. Sinding, 2004, p. 303. A refutação da tese de Illich por Foucault, na qual, segundo o primeiro, a expansão da medicalização para além dos médicos teria um caráter protetor na sociedade dado o seu caráter democrático, será corroborada mais adiante entre as páginas 144 a 147 quando comentamos a experiência do "acolhimento" na cidade de Belo Horizonte.

135 Cf. McKeown, 1979.

especial de língua inglesa, cuja função principal é analisar os ensaios clínicos na literatura médica, no sentido de criticá-los com ênfase a um maior rigor científico. Esse movimento, podemos chamar assim, embora também criticasse a medicina moderna, não se ocupa de uma discussão epistemológica e, sem dúvida, acabou por contribuir enormemente para formar o alicerce do que hoje se denomina a "medicina baseada em evidências" e dos *guidelines* que predominam no pensamento médico ocidental.

Tal protocolização ou normatização do pensamento médico sofre, também, várias críticas. Em especial quando esses métodos levam os médicos a tratarem como verdade apenas o que é visível, evidente, numa profissão cuja regra é a incerteza.

Já nos anos 1980, observa-se ao mesmo tempo, uma revisão dessas críticas no momento em que elas são estendidas para outras áreas, em especial no campo das ciências sociais. O movimento feminista discute a medicalização desde a gravidez até à menopausa, no sentido de questionar a primazia médica sobre os problemas de saúde pública, ou sobre a condição de saúde da própria mulher. O que até antes dos anos 1960 era uma discussão de domínio médico, a medicalização torna-se um fenômeno que se estende a várias outras áreas. Assim, a medicina deixa de ser lida de uma forma puramente objetiva, ficando em evidência a construção social da doença.

Como observa Christiane Sinding[136], todas essas críticas, sobretudo as mais virulentas, são, em geral, ignoradas ou rejeitadas pelos médicos. Habitualmente, vemos na discussão diária com os colegas a referência a um mal-estar sem, contudo, haver um aprofundamento sobre suas causas. O capítulo seguinte se desdobrará sobre esse tema, o mal-estar ou a insatisfação médica para com a profissão.

4.3 – A insatisfação para com o exercício da medicina

Nas últimas décadas, os médicos e a própria prática médica têm passado por mudanças tanto do ponto de vista tecnológico, como também quanto às características subjetivas do trabalho médico. Logo após a Segunda Guerra Mundial, em especial após os anos 1940, os médicos experimentaram, como já dissemos, o que poderia ser chamada de a *época de ouro*

---

136 Cf. Sinding, 2004.

da medicina. Observávamos a produção em grande escala dos antibióticos, a perspectiva de cura ou controle das doenças infecciosas, associadas ao avanço tecnológico que, nas décadas seguintes, atingiu possibilidades nunca antes imaginadas.

Porém, nos anos 1980 notou-se uma transformação na perspectiva da profissão médica. Notícias de jornal proclamaram que muitos médicos nos Estados Unidos da América encontravam-se "desanimados", consideravam deixar o exercício da medicina. As observações subsequentes continuaram a descrever uma profissão no recuo, flagelada pela burocracia, pela perda de autonomia, diminuição do prestígio e profundo descontentamento pessoal. Nota-se que, mesmo em situações em que a remuneração é satisfatória[137], há evidente insatisfação para com a profissão médica. Essas constatações foram publicadas por Abigail Zuger no *New England Journal of Medicine* em 2004.

A autora vai mais além, sendo conveniente citar a tradução de pequena parte da introdução de seu artigo. Ela diz:

> Dados empíricos sugerem que um mal-estar profissional está se difundindo. Numa metáfora, compara-se o clima emocional que prevalece na medicina à atmosfera que circunda um leito de morte, revelando que os médicos estão em luto pela mudança entre uma adorável identidade profissional para uma avalanche cheia da negação, raiva, barganha, depressão, e aceitação.[138]

Como se poderia supor apenas pela experiência, dados sugerem que as condições dos médicos, entre elas a satisfação com o trabalho, podem ter consequências na relação com o doente e na aderência ao tratamento proposto, tanto medicamentoso quanto comportamental.[139]

Algumas observações subjetivas dão conta desse fenômeno, e suas características parecem ser comuns no mundo ocidental. Zuger sustenta que nos últimos 10 anos cerca de 30 a 40% dos médicos entrevistados, caso tivessem de escolher novamente, não optariam pela profissão médica.

Em 2001, foi realizado um longo trabalho que enviou 5 mil questionários a médicos de Massachusetts, Estados Unidos da América (EUA).[140]

---

137 Cf. Nery, 2005.
138 Cf. Zuger, 2004, p. 69.
139 Cf. DiMatteo, 1993.
140 Cf. Massachusetts Medical Society (MMS), 2001.

O retorno das perguntas ocorreu em 24%, ou seja, 1.194 médicos responderam às perguntas. Embora a taxa de retorno seja pequena, os autores sustentam que os resultados são semelhantes aos observados quando taxas maiores são alcançadas. Esse mesmo estudo aponta para um declínio substancial quanto à satisfação profissional. Como exemplo, em 1996, cerca de 88% dos médicos questionados consideravam a profissão compensadora, já em 2001 esse número caiu para 64%. Sobre esse trabalho é bom citar, além dos números, algumas manifestações e expressões usadas pelos médicos pesquisados. Quanto ao descontentamento crescente é de destaque nesses comentários:

> "Nós já não podemos praticar nossa arte e ciência, trabalhamos agora de acordo com regras e regulamentos burocráticos".
> "Há documentos em demasia: autorizações e certificações prévias...".
> "Qualidade do cuidado e da interação está subordinada agora à produtividade e ao lucro".[141]

Nesse trabalho observou-se que, mesmo nas situações em que a queda na satisfação do médico seja dramática, a maioria dos médicos ainda encontra na profissão uma experiência recompensadora. As respostas abaixo refletem esse sentimento.

> "Você não pode criticar um trabalho em que é intelectualmente estimulado e onde somos recompensados emocionalmente por ajudar as pessoas".
> "É uma maravilhosa e recompensadora maneira de ganhar a vida".
> "O trabalho é recompensador. Isto compensa, ainda que mal, os trabalhos administrativos".
> "A profissão medicina será sempre recompensadora, mas, atualmente, ela está enfrentando tempos difíceis tanto administrativa quanto financeiramente. O trabalho do clínico e o tempo são sub-valorizados [subvalorizados]".[142]

Quando perguntados sobre o ambiente da prática, os médicos responderam que em 1996 a percentagem dos que estavam "insatisfeitos" ou "muito insatisfeitos" era 19,4%, porém, em 2001, esse número subiu para 63,3%. Os comentários destacados sobre essa questão foram:

---

141 Cf. Ibidem, p. 5.
142 Cf. Idem.

"A ameaça jurídica constante quanto à má prática médica é agora mais importante do que o bem-estar do paciente".

"Resistências e mais resistências para centrar-se sobre o cuidado ao paciente, contrapondo-se a um maior tempo e energia para dedicar-se aos documentos, pré-certificações, certificações, e aprovações".

"Eu não posso pensar em algum colega que tenha uma ideia positiva do ambiente atual de prática (médica)".

"É terrível. Fragmentado, obstruído, restringido, desmoralizado – a ênfase é totalmente nas coisas menores, as instituições estão aleijadas".

"Trabalho burocrático demais: faturas, documentos, reembolso inadequado pelo 'Medicare/Medicaid', estamos perdendo nossa autonomia sob vários 'managed cares', erosão do relacionamento médico-paciente, nós perdemos a credibilidade, a confiança, e o prestígio que tínhamos".

"Eu sou colocado em uma situação onde eu sou incapaz de fornecer a qualidade do cuidado de que eu gostaria. Nosso grupo é incapaz de recrutar um novo associado em Massachusetts".

"O ambiente da prática continua a pressionar por uma competência crescente, ao mesmo tempo em que insisti em dar menos tempo ao contato face a face, com menos pessoas apoiando".[143]

Uma terceira questão é colocada no trabalho em estudo: o tempo dispensado ao cuidado aos pacientes em relação ao tempo dedicado às tarefas burocráticas. Em 1996, 25% dos médicos estavam "muito insatisfeitos" ou "insatisfeitos" com a quantidade de tempo dispensado ao paciente quando comparado ao tempo dedicado a tarefas administrativas. Em 2001, essa percentagem era de 60%. Sobre essa questão destacamos, também, alguns comentários, como segue abaixo:

"Referências, aprovações prévias, apelos para justificar a hospitalização, vários formulários trazidos pelos doentes, todos tomam muito tempo e nos afastam do cuidado ao paciente".

"Quantidade maciça de tempo que está sendo desperdiçado com documentos injustificados".

"Eu deveria tratar mais de pacientes do que das regulamentações do seguro".

---

143 Cf. Ibidem, p. 7.

"Eu tive que empregar uma equipe de funcionários adicional para dar conta da carga administrativa".

"Quanto mais responsabilidades podem ser despejadas nos médicos? Eu supunha salvar vidas, não dinheiro".

"Mas é mais difícil se atualizar com novas matérias de jornais (e em seminários) e ainda ter uma vida feliz em casa".

"Um terço (do meu) tempo é dispensado ao cuidado direto do paciente; os outros dois terços são dedicados ao trabalho administrativo, referências, chamadas de telefone, etc".[144]

Quanto à remuneração médica, sempre reconhecida como uma das profissões mais rentáveis no mundo ocidental, o trabalho citado observou que em 1996, 44,2% dos entrevistados estavam "satisfeitos" ou "muito satisfeitos" com a remuneração recebida. Já em 2001 esse número caiu para 26,7%.

Ainda observando médicos norte-americanos, vários outros trabalhos contribuem para atestar o fenômeno da insatisfação profissional. A *Kaiser Family Foundation* (2002) colheu dados desde 1981 até 2001. Entre esses estudos, essa fundação publicou dados sobre médicos, sobre a profissão deles nos últimos 5 anos pesquisados. Muitos (87%) responderam que a moral (em relação ao estado de espírito da pessoa) havia diminuído nesse período. No entanto, quando se observa a relação dos médicos, estritamente com os seus doentes, 84% dos entrevistados se dizem satisfeitos. Por outro lado, novamente como observado nos trabalhos anteriores, quando se pergunta sobre a sensação dos médicos para com as horas de trabalho dedicadas às atividades administrativas comparado com o cuidado ao paciente, 74% se dizem insatisfeitos.

Em outros países, podemos observar sintomas semelhantes. Na Inglaterra, por exemplo, um estudo mostrou que a proporção de médicos que se dedicavam à prática clínica e que se interessavam em deixar o atendimento direto ao doente era de 14% em 1998 e 22% em 2001.[145] Os achados sugerem que os fatores mais importantes associados com essa intenção – semelhantes em 1998 e 2001 – eram o aumento da idade, a insatisfação para com o trabalho, a ausência de filhos menores de 18 anos e o fato de pertencer a minorias étnicas. A análise estatística dos dados dá

---

144 Cf. Ibidem, p. 9.
145 Cf. Sibbald et al., 2003.

a entender que não havia diferenças significativas entre os anos, sugerindo que os fatores que influenciam as decisões de deixar as atividades são similares nos anos estudados.

Nota-se que não ficaram bem esclarecidas as relações entre sexo, idade, tipo de especialidade e remuneração quanto ao grau de insatisfação no trabalho.[146] Quanto à idade, pessoas que formaram há mais tempo têm níveis melhores de satisfação ao contrário dos jovens menores de 35 anos. Isso pode ser explicado pelo fato de essas pessoas, com maior tempo de formação, estarem próximas à aposentadoria ou por já terem passado por experiências menos otimistas, como acontece aos mais jovens.

Mesmo observando a diferença entre as especialidades médicas e o nível de remuneração anual – embora não cause surpresa que em situações de alta remuneração, o nível de satisfação seja maior –, as diferenças estatísticas não são tão evidentes quando comparadas aos altos níveis de insatisfação relacionados à perda da autonomia, às atividades burocráticas, e a perda da confiança por parte do paciente.[147]

No Brasil, há poucos trabalhos avaliando a satisfação do médico com sua profissão. Dois deles merecem atenção. Em trabalho publicado em 1997, Machado e colaboradores fazem ampla pesquisa sobre a situação dos médicos brasileiros. Para dar uma visão panorâmica, citamos o primeiro parágrafo das conclusões:

> Sendo fiéis às evidências empíricas, mostramos que esses profissionais "encontram-se na UTI": na UTI das instituições públicas, na UTI das instituições privadas, na UTI de seus consultórios. Os salários, as condições de trabalho, a insatisfação, o desgaste, o estresse, o desestímulo e a desesperança tomam conta da vida diária dos médicos brasileiros.[148]

Apesar de diferenças em relação às razões apontadas na literatura internacional, o texto acima reflete a insatisfação desse profissional que, ao contrário de décadas anteriores à pesquisa, toma feições urbanas, com aumento do número de mulheres médicas e são apontados números relevantes numa profissão, diga-se mais uma vez, das que estão entre as mais

---

146 Cf. Frank et. al, 1999.
147 Cf. Leigh, et al., 2002; Janus, et. al., 2007.
148 Cf. Machado et al., 1997, p.201.

bem remuneradas no país.[149] Entretanto, não é perguntado especificamente sobre insatisfação. Porém, entre os entrevistados 80,4% relatam sentir desgaste para com a profissão. Nesse aspecto, é importante, do ponto de vista metodológico, a diferenciação entre desgaste e insatisfação, sensações que não podem ser interpretadas como sinônimos. Porém, não há trabalhos no Brasil em que essas perguntas são realizadas, fato que não nos autoriza validar, pelo menos do ponto de vista metodológico, a introdução feita no capítulo de Machado citado acima. As causas desse desgaste são relatadas como excesso de trabalho (27%); baixa remuneração (17%); más condições de trabalho (16%); área de atuação/especialidade (9%); excesso de responsabilidade, relação de vida e morte com pacientes (12%). A perda da autonomia aparece como causa de desgaste em menos de 5% das respostas.

Nova pesquisa publicada em 2004 pelo Conselho Federal de Medicina (CFM)[150] traz, também, dificuldades metodológicas para fazemos uma análise mais cuidadosa quanto à insatisfação do médico. As perguntas sobre insatisfação no seu sentido amplo não são realizadas, sendo pesquisada a satisfação na especialidade em que o médico atua. Além disso, a pesquisa é realizada pela internet. Em que pese as argumentações dos autores sobre a validade desse método de coleta de dados, podemos observar que alguns dos resultados são conflitantes com a pesquisa publicada 7 anos antes, não sendo possível compará-las entre si nesse quesito ou, muito menos, pareá-las com os trabalhos internacionais supracitados.

Não se sabe, também, se essas pesquisas conseguiram perceber a influência dos planos de saúde complementar na satisfação dos médicos, como se nota no *managed care* nos EUA, já que o grande aumento desses planos se deu a partir da década de 1990.

Numa análise mais detalhada das causas levantadas por Zuguer em 2004, estão destacados o *maneged care*, a crise da má prática médica – no Brasil a expressão "erro médico" se distingue e se confunde com "negligência médica" – as repercussões legais que dela decorrem, as desigualdades nas expectativas, a falta de tempo para se dedicar aos doentes e ao duplo papel exercido pelos médicos, que também se ocupam dos interesses das seguradoras, da burocracia, enfim, que permeiam seu trabalho.

---

149 Cf. Nery, 2005.
150 Cf. Carneiro, 2004.

Em relação ao *managed care*, essa forma de controle do atendimento médico é citada como uma das maiores causas de insatisfação de médicos nos Estados Unidos. As razões comumente citadas incluem o tráfico de pacientes para dentro e para fora do sistema por razões ligadas às seguradoras, volume de papéis para serem preenchidos, limitações para referenciar um paciente ao especialista de escolha do médico assistente, incentivos financeiros para encorajar os médicos a limitar serviços, pressão para que mais pacientes sejam vistos e, finalmente, limitação na prescrição de drogas. É de se destacar que quando esses incentivos financeiros apontam para o bem-estar do paciente, geralmente promovem a satisfação no médico.[151]

Ainda sobre os incentivos financeiros, cabe destacar que nesse mesmo estudo citado acima, foram pesquisados 766 médicos do Estado da Califórnia sobre várias formas de incentivos financeiros. O trabalho sugere que incentivos que resultam da melhoria do atendimento – como satisfação do paciente e qualidade da consulta – são bem avaliados pelos médicos. Em contrapartida, bonificações que restringem o atendimento – como limitações para referenciar o paciente, ao uso de cuidados hospitalares, restrições a prescrições e incentivo à produtividade – foram avaliados como indutores de pressão sobre o trabalho médico e geradores de insatisfação. Essas impressões são reincidentes nos trabalhos criticados neste capítulo. Dos médicos pesquisados que recebiam algum incentivo, em apenas 15% deles essa bonificação foi recebida em função exclusiva do resultado da qualidade do seu atendimento.

Quando se observa os cirurgiões, em especial quando procedimentos cirúrgicos são realizados no atendimento primário, por exemplo, há relatos conflitantes que não demonstram a influência do sistema de incentivos sobre a satisfação no trabalho.[152]

No Brasil, os planos de saúde privados também praticam as estratégias do *managed care*. Em relação ao incentivo financeiro para a atividade médica, chama a atenção a elaboração da "consulta bonificada"[153], estratégia utilizada por algumas cooperativas como as Unimeds[154] para diminuir os custos do sistema. Argumentando que os médicos pedem exames em

---

151 Cf. Grumbach, et. al., 1998.
152 Cf. Sturm, 2002.
153 Cf. Jorge, 2005.
154 Unimed, cooperativa de trabalho formada por médicos, que funciona como plano de saúde, atuando, em algumas cidades e regiões do Brasil, como a maior operadora em exercício.

excesso, muitos deles classificados como "normais", a cooperativa lança mão de uma consulta com valores maiores para aqueles médicos que pedirem menos exames do que a média de sua especialidade, e valores menores para aqueles que solicitam exames complementares acima dessa média. O critério de remuneração do profissional passa a ser a economia que ele mesmo regula. É bom relembrar aqui que essa não foi uma decisão empresarial, mas dos próprios médicos, uma vez que se trata de uma cooperativa.

Não há estudos que avaliam essa forma de incentivo à remuneração médica feitos no Brasil. Em relatos não publicados, aparentemente, há alguma aceitação do método. Apenas muito recentemente a Agência Nacional de Saúde Suplementar (ANS) proibiu essa prática de bonificação ou premiação pela limitação de exames.[155]

Chama também a atenção que algumas críticas ao sistema de *managed care* não estão devidamente comprovadas, pelo menos no que se refere aos números. Embora seja comum o relato de queixas sobre a influência desse sistema na diminuição do tempo dedicado à consulta médica[156], há estudos que não confirmam essa impressão, havendo certa estabilidade no tempo da consulta nos anos pesquisados, entre 1989 e 1999.[157]

Um dos efeitos do gerenciamento extensivo do trabalho médico por seguradoras se reflete na chamada "medicina defensiva". A procura incessante por uma certeza diagnóstica é descrita como uma das razões para que o médico procure uma segunda opinião, em especial um exame complementar. Essa atitude, segundo alguns, poderia estar relacionada ao incremento de novas tecnologias, aumento da sobrevida, pobreza da dieta, falta de exercícios, custos de medicação etc.[158] Essa necessidade de uma garantia de segurança é um fenômeno observado em vários países do mundo ocidental.[159]

Os enormes custos de uma ação judicial de reparação estão em evidente crescimento nos últimos anos, sendo classificados como exorbitantes, segundo trabalho de Studdert, et. cols. em 2006. É relevante, como exemplo das consequências desses processos, citar os resultados observados

---

155 Cf. Súmula Normativa nº 16 da ANS, de 12 de abril de 2011, disponível no sítio: < http://www.ans.gov.br/index2.php?option=com_legislacao&view=legislacao&task=TextoLei&format=raw&id=1712>. Acesso em: 22 mai. de 2013.

156 Cf. Emanuel e Dubler, 1995; Mechanic, 1996; Kassirer, 1998; Bodenheimer, 1999; Stone, 1999.

157 Cf. Mechanic et al., 2001.

158 Cf. Iglehart, 2006.

159 Cf. Frist, 2005; Kuttner, 2008.

nesse trabalho. Os autores registraram que 37% das 1.452 ações judiciais contra médicos estudadas não importaram em erro médico. A maioria das reivindicações que não foram associadas com os erros (370 de 515 (72%)) ou lesões (31 de 37 (84%)) não redundaram em alguma compensação; a maioria que culminou em alguma lesão devido a erro foi compensada economicamente (653 de 889 (73%)). Não causa estranheza o fato de que o pagamento das reivindicações, que não envolveram erros, ocorreu menos frequentemente do que aquelas em que houve associação com erros. Quando reivindicações que não envolveram erros foram compensadas, os pagamentos foram significativamente mais baixos do que a média dos pagamentos para as ações que envolveram erros (US$ 313.205,00 contra US$ 521.560,00 p = 0.004). No total, as reivindicações sem erros se responsabilizaram por 13 a 16% dos custos econômicos do sistema. Para cada dólar gasto na compensação, 54 centavos foram pagos para despesas administrativas (incluindo aquelas que abrangem advogados, peritos, e sistema judiciário). Ações que envolveram erros contaram com 78% dos custos administrativos totais das demandas.

Os custos do sistema de gerenciamento norte-americano saltaram 18,7% em 2006, conduzidos pelo benefício privado relacionado ao incremento de novas drogas. A despesa total dos cuidados médicos atingiu, no ano analisado, 16% do produto doméstico bruto, sendo projetado para alcançar 20% em apenas 7 anos.[160]

A sensação de culpa, medo e isolamento é frequente entre médicos e pacientes quando o chamado "erro médico" entra em pauta na relação entre os dois. Delbanco e Sigall (2007) publicaram um artigo em que comentam uma série de entrevistas com médicos e pacientes organizadas para um documentário conduzido pelos autores. Eles focaram sua atenção em três dos temas apontados no filme que, geralmente, estão ausentes da literatura médica. Primeiro, apesar de ser reconhecido que médicos se sentem culpados após um erro, membros da família dos pacientes muitas vezes têm sensações diferentes. Segundo, pacientes e suas famílias têm medo de um dano adicional, inclusive da retribuição dos profissionais da saúde, caso expressem seus sentimentos ou comentem sobre os erros cometidos. Terceiro, os médicos podem se distanciar dos pacientes que foram prejudicados, isolando-os justamente no momento em que mais precisam. Esse processo

---

160 Cf. Kuttner, 2008.

lembra um círculo vicioso. Quanto mais medo, mais culpa e distanciamento de ambas as partes. Os autores comentam também sobre as sugestões dadas pelos hospitais ou companhias de seguros para que evitem palavras como "erro", "dano", "negligência", "falha" ou "engano".

No Brasil, quase não há trabalhos indexados sobre o chamado erro médico.[161] Porém, podemos dizer que essa expressão funciona como uma aura de medo e apreensão devido a repercussão tanto jurídica quanto ao tratamento espetacular dado pela imprensa sobre essas questões.[162] Neste último aspecto, a apreensão se dá em função do fato noticioso não esclarecer sobre as causas da denúncia, mas se aterem à figura do médico em especial.[163] Um exemplo da extensão desse tema pode-se observar numa consulta no portal de busca Google que há – em português – cerca de 8.770.000 citações com a expressão "erro médico".[164] As ações judiciais que chegaram ao Superior Tribunal de Justiça (STF) brasileiro aumentaram 200% em 6 anos. Em 2002, foram 120 processos. Até novembro de 2008, eram 360 novos processos autuados por esse motivo, a maioria dos recursos questionando a responsabilidade civil do profissional.[165]

As causas do erro médico são distintas, porém, dá-se forte ênfase a relação médico-paciente para tentar-se dirimir as denúncias ou atenuar o número de processos judiciais que prosperam tendo como objeto o erro médico[166].

Em relação às diferentes expectativas experimentadas pelos médicos, após a publicação no ano de 2001, de um editorial no *British Medical Journal* que comentava sobre a infelicidade dos médicos[167], uma série de manifestações se seguiram. Lá, vários comentários se assemelham em relação a essas expectativas. É notável que as manifestações – vindas de várias partes do mundo, incluindo países em desenvolvimento – descrevam os médicos como que se sentindo culpados, defensivos, distantes dos seus colegas e pacientes, muitas vezes limitados pelas ineficiências dos sistemas em seu local de trabalho[168].

---

161 Cf. Menezes, 2003.
162 Cf. Gomes e França, 1998.
163 Cf. Costa et. al., 1998.
164 Acesso realizado em 02 mai. de 2012.
165 Cf. Tribunal Superior de Justiça, 2008.
166 Cf. Costa, et. al., 1998.
167 Cf. Smith, 2001.
168 Cf. Juger, 2004.

Particularmente frustrante para o médico, sendo fonte de insatisfação comumente relatada e observada na vida cotidiana, é a falta de tempo para a realização das suas tarefas, notadamente quando estas o afastam da relação direta para com o paciente.

Zuger[169] cita duas entrevistas que merecem ser reproduzidas neste capítulo. Primeiro, uma entrevista de Kenneth Ludmerer, médico e historiador da medicina da Universidade de Washington em St. Louis, na qual ele atesta: "o único grande problema da medicina hoje diz respeito ao tempo". Segundo, uma entrevista do Dr. Renne Fox, sociólogo e médico notável da Universidade do Pensilvânia: "a angústia dos médicos parece vir da violação diária daquilo que eles sabem que devem fazer". Em seguida, ele continua: "a dor vem do grau a que estão expostos seus valores, mas não se pode viver sem eles". Além disso, segundo Zuger, Dr. Fox disse que o recente e intenso interesse em identificar e impedir os erros médicos têm ampliado os sentimentos de insegurança para muito além dos altos níveis gerados pelo medo do litígio. Vemos aí duas variáveis se interpondo. A insegurança e a restrição do tempo. Além do mais, é curioso perceber – também tenho essa impressão na observação cotidiana – que a maior curiosidade sobre o tema não importa, necessariamente, em maior cuidado na prevenção do erro médico, mas num crescente aumento na sensação de medo e insegurança.

Entretanto, a quase totalidade dos trabalhos citados neste capítulo, tanto no Brasil quanto no exterior, dá conta de que os médicos se sentem realizados quando se é destacada, isoladamente, a experiência médica no sentido estrito do termo. Porém, essa vivência não está desatada do mundo no qual ela se insere. Quando os efeitos desse mundo desabam sobre essa prática – e essa é a regra – os sintomas de insatisfação se revelam.

Finalmente, vimos que as palavras e sentimentos se cruzam. Infelicidade, perda da autonomia, desgaste, falta de tempo, o erro, o profissionalismo no mundo contemporâneo, a burocracia. Seja lá qual for o termo usado, o resultado conflita entre a satisfação do ato médico em si e a insatisfação quando esse ato está em relação com o mundo.

---

169 CF. Zuger, 2004, p. 73.

4.4 – O sujeito moderno

Ao pensarmos sobre os possíveis efeitos da modernidade sobre o homem, nos é inescapável a lembrança de certos filmes do cinema. Podemos perfeitamente lembrar a metáfora de *Tempos modernos* de Chaplin (1936), quando o personagem já mecanizado pela repetição de um ato contínuo em uma linha de produção, sai apertando parafusos, porcas, e daí qualquer objeto de forma semelhante, de tal forma que lhe escapa o que é real e o que é máquina, ao ponto de ver se mergulhar nas engrenagens como se fosse engolido como parte integrante da máquina.

Impossível não lembrar, também, do filme *Metrópolis* de Fritz Lang (1927). Ou ainda do estupendo filme de Stanley Kubrick, *2001: Uma odisseia no espaço*. A máquina – o computador Al – munido de um conhecimento jamais empreendido, age tal qual os primatas do início do filme, tomando como primeira atitude – ao se saber soberano desse conhecimento –, do desejo de se defender do outro e, assim, ato contínuo, de matar para se defender.

Todas essas imagens já nos anunciavam uma relação com o mundo, após o domínio sobre a técnica, de tal forma interdependente, que essa técnica ou a ciência, em algum momento teria uma força tal sobre o criador que o controlaria.

A medicina também não escaparia a essa profecia. Por várias vezes no cinema e na arte, ela é o instrumento que nos faz penetrar nesse mundo de forma irrevogável; *Frankenstein*, *O médico e o monstro*, *A mosca* de 1958 e refilmado em 1986, e por aí vai.

O mundo, o seu momento presente, nos imprime suas verdades, seus conceitos e sua moral. A medicina tanto sofrerá dessa influência, como poderá também, por ser uma profissão ao mesmo tempo técnica e subjetiva, nos revelar as contradições desse tempo, o nosso tempo. Afinal, como é esse sujeito moldado por esse tempo?

O sujeito *é*, existe, na medida em que ele duvida. Ele existe no átimo de tempo em que pensa. Essa é a tese, o *cogito* de Descartes. Este torna-se o princípio fundamental da identidade do sujeito.

Como observa o sociólogo alemão Roberto Kurz, o fato de uma sociedade pensar sobre si mesma não é um processo espontâneo. Nas sociedades pré-modernas faltava-lhes um conceito ou impressão "planetária", não viviam em conflito consigo mesmas. Ameaçadas pelo mundo externo, não dispunham de uma consciência da história. Como exemplo, ele cita os egípcios, sociedades que eram capazes de "reproduzirem-se por períodos incrivelmente longos, séculos", sem ruírem a partir de dentro, sem declínio de sua organização estrutural interna. Dessa forma, não havia uma "crítica da sociedade", mas uma "reflexão imediata sobre Deus, ou sobre o universo, sobre a posição do homem no cosmos, sobre o enigma da morte".[170]

É por isso que apenas na modernidade, segundo Kurz, é que a forma social foi se consubstanciando, estruturando uma "crítica social, uma consciência de formações socioeconômicas, de crise e de transformação da sociedade".

Assim, entregue à razão, o homem colocou para si a oportunidade de se ver livre do julgo arbitral do príncipe ou da vontade divina. Por conseguinte, a monarquia absolutista seria substituída por mecanismos do Estado de Direito e a humanidade, agindo segundo suas leis, haveria de avançar para a conquista da abundância, da liberdade e da felicidade.

Mas sabemos que a história não caminha em linha reta. Alain Touraine observa que essas expectativas não se construíram de acordo com a demanda da vontade do homem livre dos jugos anteriores, uma vez que as sensações e necessidades não são propriamente frutos únicos da razão. O autor estuda a noção do sujeito associado à razão, dizendo que

> a modernidade não repousa sobre um princípio único e menos ainda sobre a simples distribuição dos obstáculos ao reinado da razão; ela é feita do diálogo entre Razão e Sujeito. Sem a Razão, o Sujeito se fecha na obsessão de sua identidade; sem o Sujeito, a Razão se torna instrumento de poder.[171]

Quando Weber vê a modernidade como desencanto com o mundo, podemos ver que o mundo moderno promoveu uma separação entre o divino e a ordem natural das coisas. Esse processo foi substituído pela razão. É nesse sentido que Touraine diz que "quanto mais entramos na modernidade, mais o sujeito e os objetos se separam, ao passo que estavam confundidos nas visões pré-modernas".[172]

---

170 Cf. Kurz, 2000.
171 Cf. Touraine, 2002, p. 14.
172 Cf. Ibidem, p. 217.

Mas como percebeu Bruno Latour esse tempo é também formado por "híbridos", ou seja, há convivência entre fenômenos pré-modernos e modernos, como a tradição e a ciência, por exemplo. É justamente pela permanência desses fenômenos híbridos que Touraine observa que o drama da construção dessa modernidade foi justamente a convivência e a luta entre fenômenos antigos e atuais, dando forma e constituindo o sujeito moderno. O autor fala do drama no sentido em que situações aparentemente opostas no tempo se apresentaram em conjunto na modernidade. Como exemplo, ele cita que havia o sentimento de que o sujeito deveria ser sufocado para dar lugar à razão. Se todo sentimento vinha de uma visão de intercessão divina no destino do homem e isso foi substituído pela visão moderna de ciência, "era preciso sufocar o sentimento e a imaginação para libertar a razão".[173]

Alain Touraine chama a atenção para o perigo de confundirmos a modernidade como uma forma meramente capitalista de modernização. Ele atesta que não existe uma modernidade sem racionalização, momento no qual o sujeito se encontra com o mundo, nele se insere. Quando o autor fala do "triunfo da modernidade", ele fala justamente do período no qual a razão seria o norteador do homem, pressupondo, também, o acesso à liberdade. Embora ele reforce a ideia de modernidade como uma antitradição, a tese de que esses sentimentos estão imbricados é reforçada por Latour, quando este evoca a coexistência de "híbridos" entre tradição e modernidade, moldando as situações presentes. Podemos lembrar também que aí cabe a frase de August Comte: "Os vivos são cada vez mais governados pelas culturas deixadas pelos mortos".[174] Há, portanto, uma progressiva separação entre o sujeito e os objetos, no sentido de promoção, além de uma crescente subjetivação das relações entre os homens.

Se, por um lado a época pré-moderna se caracteriza pela submissão do homem à vontade divina, com o aparecimento da noção de sujeito, já na alta-modernidade, a ciência e a técnica acabaram por abarcar esse sujeito, submetendo-o, assim, à lógica normalizadora da economia, estrutura política predominante no mundo atual.

Se o homem pré-moderno se sentia "obstaculizado" pelo império das forças do destino, ou pelo sagrado, a modernidade pretendeu substituir

---

173 Cf. Touraine, 2002, p. 219.
174 Cf. Rónai, 1985, p. 1008.

essa sujeição ao mundo pela "integração social". Mas sabemos que os caminhos da humanidade são mesmo tortuosos. Touraine cita Max Horkheimer: "A razão não basta para defender a razão".[175]

Embora na contemporaneidade, como veremos logo adiante, já apareçam as críticas a esse sujeito que se pretendia finalmente livre, não se pode negar que o aparecimento desse sujeito trouxe grandes contribuições para a civilização e a liberdade do homem, mas também enormes contradições. O mundo atual incorporou a ideia desse novo personagem, que pretendia uma identificação consigo mesmo.

Concordando com Latour quanto à tese dos "híbridos", Touraine se ocupa da origem religiosa do sujeito. Foi na luta contra o império da determinação religiosa sobre o destino no homem que o espírito moderno nasceu. Dessa forma, adianta o autor que "o sujeito da modernidade, outro não é que o descendente secularizado do sujeito da religião".[176] Nesse aspecto, julgo ser oportuno uma observação do autor sobre o ressurgimento do sentimento religioso no mundo atual, na qual ele ressalta que o retorno dessas religiões

> não é apenas a mobilização defensiva de comunidades transtornadas por uma mobilização importada; ela traz consigo, sobretudo nas sociedades industrializadas, a rejeição da concepção que reduz a modernidade à racionalização e dessa forma priva o indivíduo de qualquer defesa frente a um poder central cujos meios de ação não têm mais limite.[177]

Dessa forma, não se fala de um retorno ou revigoramento religioso, mas de um sentimento religioso desapegado do sagrado, do divino e, portanto, secularizado.

É importante notar que em vários campos do conhecimento e da civilização esse ente – o sujeito – foi se construindo na procura de uma identidade e, nesse rasto, acumularam-se transformações no pensamento humano.

Nesse sentido, observa-se a junção entre duas figuras, como disse Touraine, "voltadas uma para outra e cujo diálogo constitui a modernidade: a racionalização e a subjetivação".[178] Dentro desse espectro, o sujeito

---

175 Cf. Touraine, 2002, p. 223.
176 Cf. Ibidem, p. 225.
177 Cf. Ibidem, p. 226.
178 Cf. Ibidem, p. 218.

não é apenas o cidadão que nasce da Revolução Francesa, mas ele procura moldar-se como um ser em si mesmo, sendo ele, individualmente, assoberbado tanto pela razão quanto pela subjetividade de ser, em uma figura preocupada consigo mesmo, embora, ainda não se pudesse falar em identidade. Como assinala Touraine, "ele é o apelo à transformação do Si-mesmo em ator".[179]

Nesse aspecto, podemos destacar, como bem lembra Alain Touraine, três personalidades que se propuseram a ir mais além na crítica a esse homem moderno, seriam Marx, Nietzsche e Freud.

Quanto à influência do pensamento marxista, vejamos, por exemplo, o movimento socialista no mundo. Nunca é demais lembrar a frase inicial do Manifesto Comunista publicado em 1848: "Um espectro roda a Europa – o espectro do comunismo". Uma nova ideia surgia do campo da política que enorme influência exerceu no mundo moderno. Mesmo nas situações em que esse movimento não se instalou como alternativa real, não se pode negar que até os anos 1970, mesmo nas políticas liberais, essas se viram na necessidade de abrir concessões para a classe trabalhadora. No Brasil, fruto disso, podemos citar como exemplo as leis trabalhistas, a previdência pública, a procura por liberdades individuais e coletivas, que nasceram e se fortaleceram no rasto dos movimentos revolucionários. De certa forma, o pensamento marxista rechaça as teses sustentadas pela razão, atribuindo as desigualdades humanas ao efeito da luta de classes, evidenciada ainda mais após a revolução industrial. O materialismo histórico avança no sentido de também observar o homem, sua história, sem a intervenção divina. Ao mesmo tempo é uma contestação moderna que critica os próprios efeitos da modernidade sobre o homem.

Porém, cabe aqui um breve comentário sobre o pensamento nietzschiano e sua visão sobre esse homem. Esse aspecto é de extrema importância para este ensaio, visto que o pensamento desse filósofo – que viveu entre 1844 e 1900 – se contrapõe aos predecessores. Ao contrário da filosofia de Hegel, Kant e Leibniz, Nietzsche se coloca como uma ruptura a qualquer forma de interpretação teológica da história, fazendo uma crítica ao homem, portanto, sem qualquer interferência a não ser a do próprio homem sobre si mesmo.[180] Antes dele, Schopenhauer (1788-1860) era cético

---

179 Cf. Touraine, 2002, p. 221.
180 Cf. Raynaud, 2003, p. 239.

em relação ao sujeito. Para ele o homem era eternamente infeliz por viver uma contradição que o dividia entre o desejo de uma vida ampla, cósmica, e a avalanche das circunstâncias que o levavam inexoravelmente ao individualismo. Em função disso, o filósofo propunha uma libertação dessa individualização e de "uma concepção liberal do direito", desapegando-se desses sentimentos para atingir o "nirvana".[181] Mas, embora ele acreditasse nessa possibilidade, não havia ali, ainda, a construção que apontasse para a formação do sujeito, porém, sem ela, sem essas observações, dificilmente chegaríamos aos pensamentos dos que se seguiram após ele.

É nesse ponto que Friedrich Nietzsche aparece com uma crítica à moral, uma vez que, conforme ele denuncia, na explicação dos fatos morais, estes se constroem como uma utilidade "à causa final das instituições ou condutas, sem ver que sua história é apenas uma 'cadeia ininterruptamente de interpretações e de aplicações sempre novas cujas causas não têm nenhuma necessidade de estarem interligadas'".[182] No livro *Humano, demasiado humano*, Nietzsche aprofunda essa crítica à moral, questionando a impotência da razão para conduzir o homem à liberdade pretendida pelos iluministas. Razão essa que é justamente a chave e o sentido da modernidade.

Nietzsche avança e dá mais clareza a sua crítica à moral em seu livro *Aurora* (1881). Lá, ele desenvolve a tese na qual a moral não se opõe à tradição, pelo contrário, dela nasce e se alimenta. Nesse ponto, é relevante a citação integral do texto:

> A moralidade não é outra coisa (e logo, antes de tudo, não é mais que) senão a obediência aos costumes, qualquer que seja o gênero destes; ora, os costumes são a maneira tradicional de agir e de avaliar"[...]. Aí, onde a tradição não manda, não existe moralidade e quanto menos a existência é determinada pela tradição, menor é o círculo da moralidade. O homem livre é imoral, pois em todas as coisas ele quer depender dele mesmo, e não de um costume estabelecido, de uma tradição. *O autor complementa*: Mas a razão, cujo progresso é fatal à moralidade dos costumes, não tem ela mesma o poder de romper com a tradição, já que esta limita antecipadamente as possibilidades de questionamento ou de discussão de seus mandamentos; a

---

181 Cf. Touraine, 2002, p. 115.
182 Cf. Raynaud, 2003, p. 240.

inovação decisiva vem então da loucura, a única que permite idéias [ideias] novas a seus portadores e que permite a seus fiéis consagrar a essas idéias [ideias] uma veneração superior àquela que beneficia a tradição.[183]

Raynaud volta a citar literalmente Nietzsche quando diz que os homens só podem se liberar da "formidável opressão da moralidade dos costumes" já que "por quase todo o lado é a loucura que abre caminho de uma nova ideia que infringe o costume, uma superstição venerada". Dessa forma, a verdadeira liberdade do homem não seria um fruto da razão, mas haveria a necessidade de um "esforço considerável que não poderia funcionar sem fanatismo ou ilusão".[184]

Como se pode ver, há em Nietzsche uma crítica profunda da modernidade, no momento em que ele nega a razão como um bem capaz de alcançar a liberdade. Nesse sentido, é uma contundente crítica aos postulados da própria modernidade. O novo homem, ou o "Übermensch" ou o "Além-do-homem", geralmente traduzido como o "Super-Homem" só seria possível, como ele irá brilhantemente ilustrar em *Assim falou Zaratustra*, num mundo sem essa moral, ou imoral, no sentido de não mais carregar o peso da tradição, ou de seu passado. Não é sem razão que as ideias de Nietzsche causaram e ainda causam tanto espanto e desconforto. Afinal, ele deixou bem claro que escreveu seus livros para os homens que chamou de "espíritos livres".

Contudo, Raynaud conclui que uma retomada das categorias nietzschianas são de grande importância para uma reflexão sobre o mundo moderno, na medida em que o filósofo critica substancialmente a razão evocada do iluminismo, justamente quando, ao olharmos o tempo presente, percebe-se que uma "racionalização das relações sociais é acompanhada pelo aumento da burocracia, pelo predomínio da racionalidade instrumental e pelo risco do fim da autonomia"[185], perigos iminentes e permanentes da modernidade.

Assim, o surgimento e o declínio do sujeito ocorre em paralelo. É evidente que a mulher se eleva à categoria de sujeito social justamente nesse período, seja pela participação política ou pela sua inserção no mundo

---

183 Cf. Raynaud, 2003, p. 243.
184 Cf. Idem.
185 Cf. Ibidem, p. 249

da cultura, das ciências. A luta pela liberdade sexual permitiu profundas mudanças na sociedade: a possibilidade de programar a família, o direito da mulher sobre o seu corpo. Não há dúvidas que houve êxito nas lutas feministas no que concerne à liberdade sexual. Porém, permanece em debate a tese que tais conquistas ainda estariam sob a ordem estabelecida ora pelo Estado, ora pela empresa – ou ambos – num processo de priorização do indivíduo como instrumento de consumo. Não parece ainda claro se tal liberdade sexual atenuou as contradições psíquicas inerentes à sexualidade ou para além dela.

É inquestionável que os movimentos ambientalistas só tomaram força no bojo da compreensão do direito do homem de viver, do sujeito se colocar num ambiente seguro, confortável e perene.

Porém, ainda como característica da modernidade, a razão, a primazia da técnica, implicava uma normalização da vida. Se na modernidade dividida, como acentua Touraine, se situava entre a racionalidade e a instrumentalidade, a primeira apontava para as atividades que valorizam a vida e o consumo. Já quanto à instrumentalidade, necessidade de organização e normalização justamente em função da vida e do consumo, se organizava nas formas de nação e empresa.

É na tentativa de uma compreensão desse confuso momento que a psicanálise elabora profunda contribuição.

Touraine recorre a Freud no sentido de dar maior importância ao fortalecimento do pensamento subjetivo, entendendo esse movimento como uma penetração do sujeito no indivíduo e, portanto, a transformação – parcial – do indivíduo em Sujeito. Em oposição às representações e às normas sociais surge o sujeito, entidade que "não é a alma em oposição ao corpo, mas o sentido dado pela alma ao corpo".[186] Mas esse homem, agora, apartado da aura religiosa, procurando alcançar uma liberdade por intermédio da integração com os outros, numa pretensa harmonia pretendida pela razão, vê-se constantemente ameaçado, pelo poder absoluto dessa sociedade sobre ele mesmo.

No curso das ideias dos pensadores contemporâneos, Elisabeth Roudinesco, psicanalista francesa, inicia seu livro *Porque a psicanálise?* (2000) com o capítulo intitulado *A derrota do sujeito*, parte integrante de uma primeira parte intitulada *A sociedade depressiva*.

---

186 Cf. Touraine, 2002, p. 222.

Ora, o sujeito nasce com a razão e, certamente fruto dela, ou melhor, da sua instrumentalização, encontramos uma sociedade que procura incessantemente um bem-estar, sem compreender exatamente as causas do seu mal-estar. Nesse sentido, a autora afirma que no mundo contemporâneo o sofrimento psíquico se manifesta como depressão, palavra essa que serve hoje como panaceia de todos os males substituindo, frequentemente, outras expressões como a tristeza, frustração e culpa. Fala-se de uma derrota do sujeito, quando o mecanismo de acesso a esse indivíduo não se dá prioritariamente pelo entendimento das suas perturbações, mas pelo nome do distúrbio, o que imediatamente incorrerá numa instrumentalização, ou numa medicalização.

Não se trata de desconsiderar o avanço de tecnologias. Mas o que se vê é a procura inarredável de uma solução que, uma vez nomeada, classificada, acarretará a procura de um instrumento, e não de um entendimento, processo esse que poderá ser postergado indefinidamente. Roudinesco salienta que nessa sociedade contemporânea, em que o sujeito é instrumentalizado, há um estímulo à acentuação da diferença, no qual cada um reivindica uma singularidade, recusando-se, no entanto, a se identificar com uma universalidade, a se identificar, digamos, com um outro. Nesse ponto ela acentua que "a era da individualidade substitui a subjetividade". E continua: "dando a si mesmo a ilusão de uma liberdade irrestrita, de uma independência sem desejo e de uma historicidade sem história, o homem de hoje transformou-se no contrário de um sujeito".[187]

É o que de certa forma nos faz pensar Foucault quando fala de um *Homo œconomicus,* conforme já discutido anteriormente; um homem empreendedor de si mesmo. Uma individualidade que vai além do indivíduo, mas que o consagra a si mesmo.

Uma sociedade assim fundada, notadamente uma sociedade democrática moderna, como remarca Roudinesco, deseja afastar, ou "banir" de sua perspectiva qualquer realidade adversa, qualquer infortúnio, ignorando a morte ou a violência como instituições evitáveis, porém esperadas naturalmente. Dessa forma, não causa espanto a insistência quase imediata em se nominar culpados por acontecimentos decorrentes da natureza ou da imprevisibilidade. Antes de qualquer reflexão, estamos habituados a classificar casos bizarros, cujo desfecho é desastroso, como obra de um erro

---

187 Cf. Roudinesco, 2000, p. 14.

humano, um desastre da natureza como uma irresponsabilidade cujo autor logo se tornará público. O homem moderno não tolera a incerteza e, de forma arrogante, atribui a sua própria espécie toda sorte de insucesso cuja explicação não parece evidente.

Assim, tende-se a uma sociedade normalizada, em que já se sabe de antemão quais são os culpados ou as vítimas de qualquer infortúnio. Sem nos deixar tomar pelo exagero ou pelo apelo espetacular, a sociedade e a mídia suspeita que todo ato político violento contrário ao poder é evidentemente um ato de terrorismo, todo incêndio de uma mata é certamente um criminoso ato humano, todo insucesso médico é, indiscutivelmente, um erro.

Numa sociedade instrumentalizada na qual existem multidões, mas não sujeitos, quase que paradoxalmente individualidades espetaculares em si mesmas que não são sujeitos, parece sempre afirmar-se que os distúrbios psíquicos estão ligados a uma anomalia das células nervosas, o que imediatamente nos remeterá a um medicamento. Porque então nos preocupar? Se ainda não há, logo a ciência nos proverá de algum medicamento. Tende-se, então a uma coletividade que evita o litígio, o conflito, renunciando à reflexão sobre suas condicionantes. Em tudo há uma certeza, um nome, um remédio.

A autora chama a atenção para o fato de como as sociedades modernas do fim do século XX

> deixam de privilegiar o conflito como núcleo normativo da formação subjetiva. Em outras palavras, a concepção freudiana de um sujeito do inconsciente, consciente de sua liberdade, mas atormentado pelo sexo, pela morte e pela proibição, foi substituída pela concepção mais psicológica de um indivíduo depressivo, que foge de seu inconsciente e está preocupado em retirar de si a essência de todo o conflito.[188]

Nesse sentido, à falta de uma perspectiva de mudança ou transformação, o indivíduo tende a recorrer a substitutivos, como o abuso da dependência química, da religiosidade, do higienismo, ou do culto a um corpo perfeito, o ideal de uma felicidade que se apresenta como impossível. Podemos dizer que também é um evidente sintoma dessa normalização a procura por uma performance sexual inquestionável assegurada pela química, mesmo na ausência de qualquer disfunção erétil.

---

188 Cf. Ibidem, p. 19.

Elisabeth Roudinesco alertava em artigo publicado no jornal francês "Le Monde" em 2008 sobre o que chamou de homem comportamental, contribuindo para a tese de Foucault sobre o biopoder. A psicanalista observa que depois de decênios os estados democráticos se apoiam na ciência para governar os povos, e destaca:

> A gestão das populações pela medicina e pela biologia favoreceu a eclosão de uma ideologia de segurança que consiste a reduzir cada cidadão miserável a uma pilha de neurônios sujeita a todas as espécies de avaliações. O sujeito político, herdeiro da época das Luzes, é substituído pelo homem comportamental, quantificado, coisificado, avassalado por uma norma tirânica a qual atribui-se uma identidade religiosa ou étnica a todos os compromissos universalistas julgados perigosos, assim como os ideais de Maio de 68 [1968]: querer alterar o mundo ou lutar contra as desigualdades.[189]

Podemos ver aí uma das grandes e terríveis características da modernidade, como havia anunciado Freud. O homem optou pela troca de um quinhão de liberdade por uma sensação de segurança.

Penso que não cometo o exagero em usar num ensaio algumas expressões ou impressões que se têm tornado cotidianas na vida contemporânea. Com uma frequência ao mesmo tempo assustadora, mas quase imperceptível, somos invadidos por frases que se repetem em várias situações ordinárias. Ao entrarmos em um banco, há letreiros nas paredes e nas máquinas que nos recebem dizendo: "para sua segurança" só nos será dispensado certo valor do nosso próprio dinheiro, determinado pelo banco, ainda que necessitemos de mais. Alguém que nos quer vender algum produto dizendo: "para sua segurança...", as chamadas de telefone insistem em nos dizer com uma voz amável, mas metálica: "para sua segurança essa ligação poderá ser gravada...". Ora, o que está em jogo é a segurança do banco, da empresa. Quando passamos por um incômodo detector de metais nos é dito que é para nossa segurança. Mas não, é para a segurança e garantia de quem o instalou. Mas o indivíduo é sugestionado a aceitar o jogo, posto que o bem, inconsciente ou não, que ele mais precisa – a segurança – lhe será assegurado, transformado, agora, no objeto do seu interesse em si, e não em um meio para garanti-lo. Logo à frente vários exemplos de procura de segurança, próprios da profissão médica, serão discutidos.

---

189 Cf. Roudinesco, 2008.

Podemos, agora, retornar ao texto de Robert Kurz (2000) citado no início deste capítulo, no qual ele comenta ser esse momento, o da pós-modernidade, talvez, o momento mais irreflexivo da história humana. Ele observa, como já foi dito, que o pensamento pré-moderno era acrítico na medida em que a sociedade repousava *estaticamente* sobre si mesma e o pensamento reflexivo se reportava não ao vazio, mas a uma ordem divina. Entretanto, com a razão, a reflexão sobre o homem como a medida de todas as coisas, momento em que, ao contrário dos tempos pré-modernos, o homem se coloca no mundo, transforma-se em sujeito, o filósofo alemão avalia que na pós-modernidade, não há uma compreensão sobre os conceitos de reflexão, conceitos que são alheios à contemporaneidade. Ele reforça que esse desfecho instrumentalizado e irreflexivo é "absurdamente festejado como transição para um pragmatismo livre de ilusões. Junto com a crítica social, é o pensamento reflexivo que chega ao fim". E continua dizendo que em função disso a "famigerada capacidade do indivíduo moderno de refletir sobre si próprio, de sair de sua própria pele e contemplar como que de fora as próprias ações, esvai-se a olhos vistos". Não há como não concordar com Roudinesco quando ela sugere a derrota do sujeito.

Kurz termina seu artigo de forma contundente que cabe aqui sua reprodução literal:

> Uma sociedade que somente funciona não é mais humana e acaba por não ser mais capaz de funcionar. Num movimento frívolo, que perdeu todo sentido e objetivo transcendentes, o pensamento normativo da "ética" cai no vazio, pois não está mais lastreado em nada. E a filosofia da "vida bem-sucedida", do indivíduo como "obra de arte" de si mesmo, vira uma triste farsa, porque ignora a crise da metafísica moderna. Ela proclama-se pensamento "pós-metafísico", embora a verdadeira metafísica social da modernidade permaneça inviolada. O auto-esteticismo [autoesteticismo] pós--moderno desdobra-se numa casa em chamas.[190]

Alguns anos antes, em seu livro *O colapso da modernização*, Kurz alertava que a redução da razão subjetiva, terminava inexoravelmente por

---

190 Cf. Kurz, 2000.

assumir a lógica objetiva do mercado, forma de organização quase que exclusiva da pós-modernidade, "à qual as pessoas acabam se sujeitando com um prazer quase masoquista".[191]

É sobre esse aspecto do indivíduo como obra de arte em *si-mesmo*, processo que finaliza na sua própria individualidade, se descaracterizando, assim, como sujeito, que temos a chance de pensar em como a arte se coloca no mundo contemporâneo. Esse tema é de grande valor para este ensaio, já comentado quando falamos das teses de Heidegger. Afinal, por muitos é divulgado que a medicina opera como uma arte. Por isso nos ocuparemos mais longamente desse tema neste capítulo: as relações do indivíduo moderno com a arte.

Destaco para reflexão o celebrado texto de Walter Benjamin "A obra de arte na era de sua reprodutividade técnica" escrito entre 1935 e 1936. Parece que as ideias de Nietzsche marcaram grande influência no pensamento de Benjamin. Podemos ver sinais dessa influência neste texto sobre a obra de arte. Em resumo, o filósofo alemão não contesta que a obra de arte sempre foi reprodutível. Os gregos reproduziam a arte em molde e cunhagem. Assim, as únicas obras fabricadas em massa eram aquelas em moeda e terracota. Todas as demais eram únicas e irreprodutíveis. Daí Benjamin dizer que "os gregos foram obrigados, pelo estágio de sua técnica, a produzir valores eternos".[192]

No entanto, com a evolução da técnica e a reprodução da obra de arte, a mão se veria "liberada das responsabilidades artísticas mais importantes, que agora cabiam ao olho".[193] Embora não se questione a essência que emana do original – daí o seu valor –, Benjamin afirma que a autenticidade é a "quintessência" da tradição, guardada na sua originalidade. No momento em que ela é reprodutível, há um rompimento com essa tradição, o que ele chama de um violento abalo desse sentimento tradicional que comporta e assegura o original. Dessa forma, ele pensa que aí se constitui o "reverso da crise atual e a renovação da humanidade".[194] Por conseguinte, o valor único e inigualável da obra original, se eleva a um tipo de fundamento que ele chama de "teológico", ainda que remoto, o que lhe confere um *status* religioso, de culto, "como num ritual secularizado".[195] Assim, o objeto reproduzido se destaca do domínio da tradição.

---

191 Cf. Kurz, 1993, p. 231.
192 Cf. Benjamin, 1996, p. 175.
193 Cf. Ibidem, p.167.
194 Cf. Ibidem, p. 169.
195 Cf. Benjamin, 1996, p.171.

Mais adiante, o autor considera que se extraindo a categoria de autenticidade de uma obra, podendo ser ela reproduzida em massa, "toda a função social da arte se transforma".[196] Podemos dizer que a modernidade, período no qual a reprodução não encontra limites, há um rompimento com o estrito pensamento cultual e sagrado da arte, fazendo com que ela alcance, segundo Benjamin, um *status* político.

Zygmunt Bauman, em seu livro *O mal-estar da pós-modernidade* de 1998, se pergunta sobre a impossibilidade da vanguarda na arte pós-moderna. A palavra vanguarda deriva do francês *avant-gard*, "posto avançado, ponta de lança da primeira fileira de um exército em movimento".[197] Quando se pode delimitar onde é exatamente a linha ou a fronteira que se deseja transpor, podemos imaginar que além dela reside o espaço ainda não conquistado, ou não explorado. Mas para se avançar para além desse ponto é imperativo delimitá-lo. O autor sustenta que o que falta ao artista moderno – podemos dizer ao homem contemporâneo – é justamente imaginar o lugar dessa linha para, depois, pretender transpô-la. Essa linha de frente, aquela que "outrora nos permitia decidir qual o movimento para frente e qual o de retirada".[198]

Podemos ousar alguns exemplos. Um quadro de Vincent Van Gogh, exposto no museu que recebe o nome do autor em Amsterdam, chama especial atenção pelo que consegue nos comunicar e por um sutil detalhe que é original por mais de um aspecto. Trata-se de uma bíblia antiga, pesada, aberta sobre uma mesa. Ao lado uma vela apagada. Um pequeno livro amarelo, envelhecido, aparentemente bastante manuseado, repousa logo àfrente da bíblia. A obra leva o nome de *Still Life with Bible*[199], datada de 1885. Segundo informações do museu, a bíblia simbolizaria o pai do artista, um austero pastor protestante; a vela – sem chama – indicaria a morte do pai. Já o livro é de Émile Zola, cujo título é *La joie de vivre* (A alegria de viver). A mensagem por si só já nos causa profunda emoção e arrebatamento. No entanto, o artista até então utilizava, em seus trabalhos iniciais, cores sombrias, escuras, próprias da época, bem ao estilo de Rembrandt. São exemplos dessa fase de Van Gogh os clássicos *Os comedores de batatas*; *Cabeça de*

---

196 Cf. Idem.
197 Cf. Bauman, 1998, p. 121.
198 Cf. Ibidem, p. 122.
199 Cf. imagem disponível em <http://www3.vangoghmuseum.nl/vgm/index.jsp?page=3450&collection=451&lang=en>.

mulher e *Cabeça de homem*, todos de 1885. São escuros, sombrios. Se diz que o artista retratava os camponeses "sem perdão".

Antes da execução da obra em questão, Téo, irmão do artista, lhe escreve dizendo que em Paris há um movimento que utiliza e abusa de cores vivas, vibrantes, uma novidade. Para além do já conhecido, o autor dá ao pequeno livro de sua obra uma vibrante cor amarela. A alegria de viver com a morte do pai é amarela! Cor que o seguirá por toda a vida, toda a obra. O artista transporta, vai além da imagem para retratar toda a sua angústia, a opressão paterna, pesada. E vai além, também, na técnica. Ele sabe que deseja transpor uma fronteira, embora ainda, é possível que não a atenha, ainda, vislumbrado.

Os modernistas se preocupavam em desconstruir a estética da arte tradicional. Se não sabiam exatamente onde chegar, sabiam de onde partir. O modernismo no Brasil claramente procurou uma linguagem autenticamente brasileira para escapar da forma e do conteúdo europeu, embora também o acolhesse. Segundo Bauman, o modernismo surgiu como um protesto contra "promessas descumpridas e esperanças frustradas".[200]

Bauman cita longamente Stefan Morawslki, filósofo da arte polonês, estudioso da arte moderna. Ele observa que o modernismo poderia ser retratado como um movimento no qual todos estavam abertos a um pioneirismo que os impulsionava sempre para a frente, comportando-se com aversão aos cânones acalentados pelas artes tradicionais, engajavam-se nos movimentos contestatórios, revolucionários, eram parte viva do mundo que pretendiam mudar, ou queriam retratar transformado, como o era efervescente também a sociedade grega na ilha de Cós. O mundo das artes pretendia romper barreiras, sendo elas quais fossem. O fim do processo não era o objeto da ação, mas fazer era a arte. Dessa forma, Bauman escreve que havia um aparente paradoxo na vanguarda, em que o sucesso poderia representar fracasso, enquanto que uma derrota, ou o não reconhecimento, poderia representar a confirmação contestatória do artista.

Em contrapartida, as artes contemporâneas nem sempre se inclinam para uma realidade social. Segundo Bauman, "elas se elevaram dentro de uma realidade *sui generis*, e de uma realidade auto-suficiente [autossuficiente]". Usando exemplos citados por Humberto Eco, o filósofo aponta que o

---

200 Cf. Bauman, 1998, p. 122.

limite natural para a aventura da vanguarda foi atingido na tela em branco ou queimada, nos desenhos raspados de Rauschenberg, na galeria vazia de Nova York quando da vernissage de Yves Klein, no buraco desencavado por Walter de Maria em Kassel, na exibição telepática de Robert Barry, com páginas vazias de poemas não escritos. O limite das artes vivido como uma permanente revolução foi a autodestruição. Chegou um momento em que não havia nenhum lugar para onde ir.[201]

Embora possa causar estranheza observar – ou melhor, escutar – uma orquestra diante das partituras em branco e em completo silêncio por quase 5 min., essa obra traria consigo, simbolicamente, a representação dessa modernidade tardia. Trata-se da composição silenciosa de John Cage. [202] A performance da orquestra e a reação entusiasmada do público na obra *4′33′′*, tempo em minutos da composição, é surpreendentemente simples e arrebatadora. Talvez ela pretenda retratar o vazio que tanto intriga os psicanalistas. Categoria na qual o sujeito moderno pode estar inserido.

Na 28ª Bienal de São Paulo de, 2008 o segundo andar foi apresentado completamente vazio, causando espanto aos visitantes. A intenção dos organizadores era apresentar "uma experiência física" da arquitetura do edifício. O termo 'Planta Livre' refere-se ao conceito criado por Le Corbusier, em 1926[203]. A reação imediata do público e de alguns críticos é que não havia arte a ser representada. Experiência semelhante ocorreu recentemente em Paris no Centro Georges Pompidou em 2009: as enormes salas completamente vazias foram recebidas pelos visitantes com o mesmo ceticismo e estranheza como aqueles experimentados pela visão dos trabalhos dos artistas contemporâneos citados acima.

Mas não achemos que não há uma arte pós-moderna. Ela é a arte deste tempo. Um passeio pelas obras do Centro George Pompidou em Paris que representam o período contemporâneo[204] ou do Museu de Inhotim em Minas Gerais, pode causar estranheza ao visitante. O artista quer ir, mas a linha divisória não é nítida, e essa estranheza é o significante

---

201 Cf. Bauman, 1998, p. 127.

202 Cf. vários desses trabalhos nas páginas da internet. Por exemplo a obra *4′33″* de John Cage para orquestra em http://www.youtube.com/watch?v=hUJagb7hL0E&feature=related, ou para piano In http://www.youtube.com/watch?v=gN2zcLBr_VM.

203 Cf. No sítio http://www.bienal.org.br/FBSP/pt/AHWS/Publicacoes/Paginas/28ª-Bienal-de-São-Paulo – Catálogo – 2008-.aspx. Acesso em: 22 mai. de 2013.

204 Apresentação da exposição organizada em janeiro de 2012.

de outro lado cuja fronteira ainda não nos foi revelada. Mas esse lugar que não há, é revelado pelo artista e, para nossa surpresa, com estupenda manifestação artística.

Dessa forma, a arte contemporânea alcançou, segundo Bauman, um tal grau de independência e liberdade em função da realidade que seus antecessores modernistas jamais poderiam sonhar. Entretanto, o preço a ser pago seria a dificuldade em se apontar uma linha nova para o mundo. Baudrillard sustenta que a importância da obra de arte nos tempos atuais é medida pela publicidade e notoriedade que ela alcança. Ele continua: "Não é o poder da imagem ou o poder arrebatador da voz que decide a 'grandeza' da criação, mas a eficiência das máquinas reprodutoras e copiadoras – fatores fora do controle dos artistas".[205]

O debate sobre o significado dessa arte não pretende um fim, ele não se encerra. Mas houve classificações em categorias distintas, na qual a arte contemporânea para Gautier seria um fim em si mesmo, chamando-a de "arte por amor à arte".[206] Já o compositor Schoenberg (1874-1951) radicalizava dizendo que "nada que seja útil pode ser arte".

Porém, talvez, o que mais chame a atenção da arte contemporânea seja a necessidade de incorporar o não representável na própria representação. É nesse sentido que Baudrillard insiste em dizer que a obra de arte contemporânea cria o seu próprio espaço, podendo apreender que a obra de arte se coloca e reside no espaço entre o artista e o espectador. Cabe aqui citar um pequeno texto de Bauman:

> Em vez de afirmar a realidade como um cemitério de possibilidades não provadas, a arte pós-moderna traz para o espaço aberto à [a] perene inacababilidade dos significados, e assim, a essencial inexorabilidade do reino do possível. Pode-se mesmo dar um passo adiante e sugerir que o significado da arte pós-moderna é a desconstrução do significado. *E continua logo à frente*: É isso que transforma a arte pós-moderna numa força subversiva.[207]

Podemos pensar no sentido de arte como proposto por Heidegger. A arte habita no abismo, lugar fronteiriço, e por isso extremamente perigoso, entre o conhecido e o que ainda está oculto.

---

205 Cf. Bauman, 1998, p. 130.
206 Cf. Ibidem, p. 129.
207 Cf. Ibidem, p. 136.

No dizer de Bauman, quando analisa a arte na pós-modernidade, o objeto dessa arte não é a representação ou a procura de um fim, mas ganhar o espaço da experimentação, o exercício da experiência sem o compromisso de uma representação.

Talvez, agora, possamos chegar ao ponto que nos interessa: a intercessão da arte contemporânea com o sujeito moderno e, em especial para com a medicina. Podemos pensar, pelo menos, que há algum sentido no fato de pensar-se esse sujeito moderno como o ser em declínio, derrotado, como sugere Roudinesco, posto que vencido pela instrumentalização do ser que acaba por transformá-lo num *Homo œconomicus*, como propôs Foucault. Se trocamos realmente a liberdade pela segurança, como sustentava Freud, é possível especular sobre o homem que se esquiva da arte, do abismo onde ela pode ser experimentada. Com isso, esse homem abomina, também, a experiência como um todo, num eterno retorno à tradição, justamente essa que a modernidade julgava destruir.

Se a arte pós-moderna não pretende uma mensagem para o futuro, é possível que ainda não a compreendamos exatamente, já que renunciamos a nos precipitar à borda desse abismo para perscrutá-la. Mas como a medicina se pretende uma arte, se renunciamos a essa experiência, ao perigoso abismo, a incerteza?

4.5 – A norma médica contemporânea

> "A medicina é uma das ciências mais intimamente ligadas ao conjunto da cultura, já que qualquer transformação nas concepções médicas está condicionada pelas transformações ocorridas nas idéias [ideias] da época".
>
> Henry E. Sigerist (1932)[208]

Não há uma forma única para a elaboração do raciocínio médico, uma norma que pudéssemos assegurar como inquestionável. Podemos dizer que essa possibilidade não é encontrada em nenhuma forma do conhecimento. Tanto em função da multiplicidade e atemporalidade desse conhecimento, como também da irregularidade do ensino médico e da "educação continuada", como pelas contingências econômicas, ou a imperícia,

---

208 Cf. Canguilhem, 2002, p. 77.

seria um exagero, ou uma redução, achar-se que o modelo científico seria a única norma, ou o imperativo a ser aplicado para todos os médicos e o sistema de saúde no qual ele se insere.

Sem qualquer auxílio da estatística, ou de trabalhos científicos, podemos chegar a essa conclusão. A experiência médica, para quem a exerce, nos dá indícios diários disso. Portanto, a qualquer norma que nos propusermos, ou nos submetermos, ela ainda guardará grande dose de incerteza.

Mas os séculos de procura por uma orientação que não nos deixasse completamente às cegas ou entregues a sugestões meramente intuitivas, acabaram por constituir um modelo que predomina nos dias de hoje – e não há como não reconhecer, com fabulosos avanços – como o paradigma predominante: o modelo científico. Por meio dele podemos medir, reproduzir eventos, comparar situações e resultados e, finalmente, aplicá-los na clínica. Daí o paradigma científico apresentar-se como o grande norteador do raciocínio clínico.

Este modelo, segundo Foucault, teve seu marco fundamental, como já vimos, por volta do século XVII quando Morgagni[209] publicou suas primeiras observações sobre anatomia. Mas foi em Bichat[210], nascido exatamente no ano da morte de Morgagni, que o encontro da anatomia patológica se deu com a clínica. É dele o seguinte fragmento extraído do livro *Anatomie générale aplliquée à la physiologie et là la medicine* de 1801:

> Durante 20 anos, noite e dia, se tomarão notas, ao leito dos doentes, sobre as afecções do coração, dos pulmões e da víscera gástrica e o resultado será apenas confusão nos sintomas, que, a nada se vinculando, oferecerão uma série de fenômenos incoerentes. Abram alguns cadáveres: logo verão desaparecer a obscuridade que apenas a observação não pudera dissipar.[211]

Mas a origem do método científico, parece ter se iniciado com Francis Bacon (1561-1626), sendo ele, segundo Sournia[212], o responsável pela introdução dos princípios da "experimentação e da observação". Isso se deu em função da crítica de Bacon ao raciocínio silogístico de Aristóteles, propondo uma nova disciplina que incluía o procedimento indutivo.

---

209 Giovanni Battista Morgagni, anatomista italiando (1682-1771).
210 Marie François Xavier Bichat (1771-1802).
211 Cf. Foucault, 1998, p. 168.
212 Cf. Sournia, 1997, p. 158.

Já o nascimento da racionalidade probabilística se deu em função justamente da necessidade de aplacar-se a incerteza que cerca a medicina, fenômeno que nos cerca até os dias de hoje. Essa incerteza tem múltiplas razões que, por vezes, se associam: há incerteza na coleta e também na tradução dos dados relatados pelo paciente; caso uma mesma história seja tomada por vários médicos, é comum observarmos que são histórias diferentes. Isso deixa os alunos de medicina atordoados, eles esperam uma verdade inquestionável, imutável, não estão habituados ao fato de que uma história é uma interpretação, tanto do doente, como também de quem o escuta. Nenhuma delas é a verdade, mas interpretações. Não há menos incerteza nas informações vindas da propedêutica diagnóstica; incerteza, sobretudo, dos benefícios esperados pelo tratamento aplicado.

É nesse sentido que o trabalho de Laplace[213] publicado em 1814, o *L'essai philosophique sur lês probabilités* exerce um papel fundador para a base científica do raciocínio clínico, uma vez que o autor nomeia explicitamente a medicina como um dos domínios possíveis de aplicação do argumento probabilístico. Já a expressão *método numérico* aplicada ao raciocínio clínico foi utilizada por Pierre-Charles-Alexandre Louis entre 1832 e 1834.[214] Um trabalho desse autor é inaugural sobre a importância do emprego da estatística como suporte ao raciocínio clínico. Em 1834, Louis demonstrou que a aplicação de sanguessugas para tratamento das pneumonias era ineficaz, desprovido de qualquer benefício para os pacientes. Ele simplesmente observou pacientes portadores de pneumonia "tratados" com sanguessugas e comparou com aqueles que não recebiam esse recurso. Os resultados de seu trabalho foram imediatos. Em 1827, os médicos parisienses importaram cerca de 33 milhões de sanguessugas por ano, especialmente da Hungria e da Boêmia. Alguns anos mais tarde após a publicação de Louis, Paris não importava mais do que uns milhares de sanguessugas para se proceder à sangria de pacientes.

Porém, como já comentamos, foi com Claude Bernard[215] que a experimentação e, portanto, o método científico, estabeleceu sua relação para com a medicina. Bernard fixou, assim, as regras mais elementares da pesquisa

---

213 Pierre-Simon Laplace, matemático, astrônomo e físico francês (1749-1827).
214 Cf. Grenier, 2004, p. 308.
215 Os princípios de Claude Bernard foram publicados em 1865, no livro *Introdution à la médicine expérimentale*; veja comentário nas páginas 56 e 57 desse livro.

biológica que por fim foram aplicadas em vários outros domínios além daqueles restritos à biologia e à medicina.[216]

Toda a evolução tecnológica que se seguiu foi fruto dessa introdução, sem a qual Pasteur não lograria a técnica da vacinação e os antibióticos seriam ainda de uso empírico e intuitivo, processo esse que se estendeu até a ampla utilização da penicilina em 1941, em consequência da grande demanda provocada pela Segunda Grande Guerra Mundial.

Essa pequena introdução se faz necessária para termos uma noção da longa história do imperativo técnico e científico, e notadamente estatístico, que se coloca sobre o médico contemporâneo.

Como já estudamos, o grande avanço técnico-científico da medicina apontava para um progresso incontestável. Apesar de a medicina sempre ter sido criticada sobre vários ângulos, vimos que as críticas de maior contundência e relevância técnica e intelectual surgiram nos anos 1970, em especial com Ivan Illich, seguido de perto por Jean Clavreul.

Porém, como já nos alertava Sinding (2004), os médicos em geral ignoraram e ainda rejeitam essas críticas. Talvez, sem sermos tão incisivos assim, não se pode negar que essas críticas passam ao largo do trabalho médico. Isso não quer dizer que os médicos não tenham conhecimento delas, mas, pelo menos, pode-se dizer que a influência dessas ideias sobre uma tomada de decisão clínica parece ser nula. Lembremos, como disse Clavreul, que o discurso médico (científico, técnico e especializado) é poderosíssimo, e que, na vigência dele, os médicos e a medicina não reconhecem outro.

Seja pela indiferença ou por uma necessidade de proteção e segurança, os médicos optaram por uma reação – própria de seu tempo – de aprofundamento na sua razão calculista e estatística. Ao contrário de uma reflexão sobre a condição médica no mundo moderno, o movimento que se observou foi um mergulho na técnica, em especial quanto à sua especificidade, tendo como consequência a submersão na norma.

É nesse sentido que a reação às críticas tiveram alguma influência para o movimento que se seguiria de normatização do pensamento e da tomada de decisão médica. Com efeito, foi justamente nesse período que ocorreram as propostas de A. L. Cochrane e Thomas McKeown[217], que resultam de um longo caminho cujo início, como vimos, se deu em Bacon.

---

216 Cf. Sournia, 1997, p. 211.
217 Cf. p. 66 desse livro.

Como resultante desse processo surge, em 1992, a expressão *Medicina baseada em evidências*, elaborada por um grupo canadense da Universidade de McMaster. A expressão, como formulada por Trumbic (1998), se refere à "utilização conscienciosa e judiciosa dos melhores dados atuais da pesquisa clínica para aplicação personalizada em cada paciente".[218] Por consciencioso supõem-se uma interpretação metódica dos dados vindos da pesquisa clínica. Por melhores dados atuais entende-se como uma acessibilidade fácil a todas as bases de dados utilizados. E, finalmente, judiciosa é a expressão que nos indica a apreciação e interpretação do nível de provas disponíveis e comparadas a situações de cada paciente individualmente.[219]

Mas seria presunção entender essa concepção como nova. Afinal esses princípios há muito estão presentes no Código de Ética Médica. É dever do médico usar de todo o arcabouço científico disponível e atualizado no sentido de ajudar o seu doente. Ademais, se nos recordarmos dos princípios do raciocínio clínico, não escaparemos a antigos ensinamentos nos quais a decisão médica é formulada a partir da coleta de dados, do exame físico, da elaboração de uma lista de problemas, de hipóteses diagnósticas e opções de tratamento, cujo processo depende e se apoia em dados científicos e na pesquisa clínica.

É por essa razão que não podemos entender a predominância do pensamento médico racional e probabilístico dissociado do tempo em que esses parâmetros são fundamentais, ou seja, desconectado da modernidade como um todo. Ainda mais, nenhuma razão probabilística pode ser interpretada no seu aspecto puro, dissociado da imponderabilidade da própria medicina, ou da singularidade própria a um único doente.

François Fourrier analisa as vantagens e os perigos desse método clínico. Para que cheguemos a um certo nível de evidências, é necessário trabalhos científicos que contemplem situações diferentes e grande número de pessoas envolvidas. Soma-se a esse propósito, a necessidade de longos períodos de observação, ensaios clínicos custosos, cuja análise deve ser individualizada. Daí, lançar-se mão de instrumentos estatísticos, avaliar-se o poder do cálculo, a expressão dos resultados em riscos relativos, intervalos de confiança e, sobretudo, as demonstrações "irrefutáveis" dos trabalhos chamados de "duplo-cego", realizados com grupos controle; estudos randômicos contra

---

218 Cf. Fourrier, 2004, p. 462.
219 Cf. Fourrier, 2004, p. 462.

placebos. Dessa forma, "relato de casos, opiniões de peritos, estudos não controlados, trabalhos descritivos, todos aqueles suspeitos de bias metodológicos proibitivos, são eliminados do exame".[220] Considerando que apenas 10% dos trabalhos publicados em toda a literatura médica se fundamentam nessa medicina baseada em evidências, o autor afirma que a avaliação médica se sustenta sobre um "assombroso balanço de insuficiências".

Fourrier analisa que esse método tem seus perigos, no sentido de imprimir aos médicos uma racionalização *instantânea*, dispensando-os, ou, desobrigando-os do lento processo de "decantação", que é característico e imprescindível à cultura médica. Esse processo não se dá sem que se aprofunde o amálgama que resulta da memória e das aquisições subjetivas que se constroem durante o aprendizado e a vivência médica, substituindo a lógica pelo apressado pensamento da razão matemática.

> O perigo não reside apenas na criação de um contrapoder capaz de desordenar as hierarquias. Faz-se crer às novas gerações que a medicina científica começou com elas, tendo como conseqüências [consequências] a recusa de assimilar a experiência passada e de esquecer a intuição, a tateabilidade, a subjetividade, e talvez a loucura inventiva, características do exercício da medicina. *Soma-se a estas ponderações o risco de se considerar tudo aquilo que nos parece estranho, ou estrangeiro,* como perigosamente inútil.[221]

Sobre essas observações nos é imperativo uma crítica de como os trabalhos científicos são interpretados, quando da ausência de uma crítica substancial. Essa crítica que Giddens chama de "segregação da experiência".

É também nesse aspecto que Pierre le Coz, autor do livro *Petit traité de La décision médicale,* recorre a Martin Heidegger no sentido de reforçar a crítica à medicina baseada em evidências, refletindo que essa regulação do pensamento formulado previamente à tomada de decisão "é um pensamento que calcula, não é um pensamento que medita".[222]

Le Coz sintetiza os contextos que constroem a tomada de decisão médica. São eles os mesmos que norteiam os princípios da medicina já comentados neste ensaio: o princípio da autonomia e do princípio do benefício ao paciente e à justiça social.

---

220 Cf. Ibidem, p. 463.
221 Cf. Idem.
222 Cf. Le Coz, 2007, p. 13.

Podemos considerar que a articulação desses contextos, ou princípios, se dá dentro de regras que se constituem como o princípio ético da medicina. Assim, segundo Le Coz, a regra é um procedimento particular que atualiza um princípio universal em função dos contextos. Assim, a medicina não aplicaria diretamente um princípio universal à realidade empírica, ela contextualiza esses princípios sob uma sustentação ética. Dessa forma, são os "princípios éticos que operam a revisão das regras".[223]

O que se coloca no mundo contemporâneo é uma inversão de valores fundamentais, no sentido em que as regras e as normas é que terminam por desenhar a estrutura ética.

Didier Sicard, médico e presidente do Conselho Consultivo de Ética Francês se propõe a essa discussão no livro *L 'alibi éthique*. Já no primeiro capítulo ele discorre sobre a instrumentalização da ética, dizendo que "este é o maior perigo de seus recursos encantatórios: a ética como cortina ou escudo".[224] Essa instrumentalização se dá na medida em que o médico é capaz de afirmar uma condução ética a respeito de uma técnica, porém se vê incapaz de uma ética verdadeiramente abrangente, de questionar o mundo, a indústria armamentista, as guerras, os sistemas ditatoriais que implicam, diretamente, princípios de justiça social e, por fim, no cuidado ao doente. É o que o autor chama de uma transformação dos princípios éticos em condutas de etiqueta. Pode-se dizer que o médico – ou o homem – da mesma forma que reduz a medicina à técnica, reduz também a ética a uma etiqueta.

Podemos observar essa redução nas tomadas de decisão, quando um pressuposto técnico se sobrepõe como verdade sobre todas as características clínicas até então envolvidas. Logo à frente, discutiremos vários exemplos clínicos sobre isso, com especial atenção sobre o tratamento das pneumonias comunitárias.

Essa redução do homem contemporâneo a apenas alguns aspectos da vida e não ao seu conjunto, a fragmentação do conhecimento, e sua aplicação ainda mais fragmentada, é que motiva particularmente este ensaio.

Como exemplo disso, podemos ver como certos trabalhos científicos quando entendidos fora da contextualização do sujeito e, tomados "ao pé da letra", sem uma reflexão, tornam-se normas de conduta, sem que

---

223 Cf. Ibidem, p. 113.
224 Cf. Sicard, 2006, p. 17.

tenham verdadeiramente esse alcance. Na medida em que o "espírito" contemporâneo tende a uma redução, podemos compreender como a razão estatística do *Homo œconomicus* tende a traduzir como verdade apenas a razão sustentada pelo cálculo e não aquela mediada pela reflexão, ou "meditação" como no dizer de Heidegger.

O risco disso é a instrumentalização da ética e, por redução, da própria ciência, transformando a norma ética ou científica em conteúdo ideológico consubstanciado pelas ideias de uma época.

Georges Canguilhem publicou sua tese de doutorado em 1943, intitulada *Ensaio sobre alguns problemas relativos ao normal e ao patológico*. É um trabalho de extrema importância e uma referência até aos dias de hoje. Trata-se de uma crítica a Augusto Comte e Claude Bernard sobre os conceitos entre "O Normal e o Patológico", título do livro que se seguiu à tese. O estado patológico não seria apenas uma quantificação, um exagero ou redução do estado normal, mas, a partir de Canguilhem, é visto também como uma normalidade. Um estado no qual a medicina pretende intervir para melhor adaptação do sujeito à vida. Ele, observa que, para se fazer o julgamento entre o normal e o patológico,

> não se deve limitar a vida humana à vida vegetativa. Em última análise, podemos viver, a rigor, com muitas malformações ou afecções, mas nada podemos fazer de nossa vida, assim limitada, ou melhor, podemos sempre fazer alguma coisa e é nesse sentido que qualquer estado do organismo, se forma uma adaptação a circunstâncias impostas, acaba sendo, no fundo, normal, enquanto for compatível com a vida. *Ele conclui que é para além do corpo que é preciso olhar*, para julgar o que é normal ou patológico para esse mesmo corpo.[225]

Canguilhem sugere em reflexões feitas 20 anos após a publicação do livro, que a "inversão de uma norma lógica não tem como resultado outra norma lógica, e sim, talvez, uma norma estética, assim como a inversão de uma norma ética não tem, como resultado, outra norma ética, e sim, talvez, uma norma política".[226] Mais à frente, o autor escreve que quando a "norma é seguida sem consciência de uma superação possível, qualquer satisfação é simples".[227] Como estudamos em capítulos anteriores, é sob a

---

225 Cf. Canguilhem, 2002, p. 162.
226 Cf. Ibidem, p. 213.
227 Cf. Ibidem, p. 214.

luz de seu tempo e sua cultura que as pessoas tomam suas decisões, obviamente aí também estão situados os médicos.

Podemos dizer, então, que os médicos agem e tomam suas decisões baseados prioritariamente nos princípios da medicina e do saber científico? Se estamos inexoravelmente submetidos ao jogo da contemporaneidade, às normas por ela elaboradas, os princípios da medicina são suficientes para delas escapar, ou a elas sobrepor? Ou, ainda, em substituição a essa norma ética contemporânea, como sugeria Canguilhem, estamos submetidos a outra norma que não é necessariamente ética, mas política, que se nos apresenta apenas como estética? Uma etiqueta?

4.5.1 – Experiência e ciência

O termo "experiência", ensina-nos Abbagnano[228], tem dois significados fundamentais. Primeiro, pode significar a participação pessoal em situações repetíveis, como quando se diz que tal pessoa tem experiência em determinada situação. Pode, também, ser entendido como um recurso capaz de fazer repetir alguma situação por meio de verificações. Quanto ao exercício da clínica, interessa-nos, em particular, o primeiro significado, a experiência clínica e seu papel na medicina moderna.

Walter Benjamin escreveu em 1933 um ensaio intitulado "Experiência e pobreza". Nele, o autor fala do conhecimento que é passado de um para outro e que será repassado infinitamente, por gerações. Quando ele se questiona sobre as pessoas que sabiam contar histórias, e como elas devem ser contadas, lembro-me dos modernos contadores de histórias e dos animadores de festas de crianças – em especial nos grandes centros urbanos –, em que a elas cabe apenas atender à lógica do brinquedo proposta pelo animador, há pouco espaço para a invenção que subverta essa norma. É como se a festa fosse uma representação da festa. Qual a experiência íntima, individual que essas crianças contarão aos seus filhos? Benjamin se pergunta quais palavras são ditas hoje pelos moribundos que possam ser tão duráveis, que possibilitem ser transmitidas de geração em geração? Muitos morrem em hospitais, CTIs, entregues à técnica médica, isolados de qualquer comunicação com alguém que lhe é íntimo.

---

228 Cf. Abbagnano, 1998, p. 406.

Essa ausência de experiência é descrita por Benjamin como uma nova forma de miséria que surgiu com esse "monstruoso desenvolvimento da técnica"[229], sobrepondo-se ao homem. A enorme avalanche de ideias e suposições que surgiram não é vista pelo autor como uma renovação autêntica, mas uma "galvanização" de ideias estabelecidas por outras vivências que, não sendo transmitidas, não operam como experiências. Benjamin diz: "Pois qual o valor de todo o nosso patrimônio cultural, se a experiência não mais o vincula a nós?". E continua: "Sim, é preferível confessar que nossa pobreza de experiência não é mais privada, mas de toda a humanidade. Surge assim uma nova barbárie".[230]

Ao fim do texto, Benjamin escreve:

> Pobreza de experiência: não se deve imaginar que os homens aspirem a novas experiências. Não, eles aspiram a libertar-se de toda experiência, aspiram a um mundo em que [*sic*] possam ostentar tão pura e tão claramente sua pobreza externa e interna, que algo de decente possa resultar disso. Nem sempre eles são ignorantes ou inexperientes. Muitas vezes, podemos afirmar o oposto: eles "devoram" tudo, a "cultura" e os "homens", e ficam saciados e exaustos.[231]

O valor da experiência é sempre um discurso lembrado pelos artigos médicos e pelas universidades. Mas ele pressupõe a opinião final, ainda que balizada em artigos científicos, de um único homem, de um médico que a tomará e assumirá o risco dessa decisão. Se existe dificuldade em aplicarem-se certos ensaios clínicos à prática clínica, como esse indivíduo poderá decidir sem o auxílio de sua própria experiência? Ou melhor, como será sua decisão sem o sentimento de uma *essência* de experiência? São comuns em nosso meio as frases como: "isto está escrito em tal artigo recente" ou "isso está no *up-to-date*", ou em certo *guideline*. Ou ainda, a tomografia "disse" se tratar de tal lesão. Mas e o médico, o que ele tem a dizer? Qual é sua experiência? Ainda que não tenha uma vivência com determinada situação, ele poderia lançar mão dessa experiência em outras situações semelhantes. Mas se elas não estão relatadas em *papers* exatamente como na situação

---

229 Cf. Benjamin, 1996, p. 115.
230 Cf. Idem.
231 Cf. Ibidem, p. 118.

vivida? Como se comportar? A ciência tenta ocupar esse lugar de saber, essas lacunas, sendo portanto, aparentemente tranquilizadoras, sugerindo nos abrigar do horror do desconhecido.

Boaventura de Souza Santos (2004) publicou um pequeno livro intitulado *Um discurso sobre as ciências*. Nele, é desenvolvida uma reflexão sobre o paradigma dominante da ciência. O autor reconhece que o modelo de racionalidade que sustenta a ciência moderna foi constituído a partir da revolução científica do século XVI, sendo desenvolvido nos séculos seguintes sob a predominância das ciências chamadas naturais. Na forma como chegou aos nossos dias, mostrou-se ser um modelo global e, segundo Boaventura Santos, a nova racionalidade científica transformou-se, também, num modelo totalitário, "na medida em que nega o caráter racional a todas as formas de conhecimento que não se pautam pelos seus princípios epistemológicos e pelas suas regras metodológicas".[232] Nesse sentido, o paradigma dominante nos diz que o que não é quantificável "é cientificamente irrelevante".[233] Torna-se totalitário também, no sentido de não considerar como ciência ou verdade aquilo que não é ou não foi medido, quantificado. A partir dessa compreensão, Boaventura Santos vai mais além quando diz que "o método científico assenta na redução da complexidade".[234] O discurso médico, como sublinhou Jean Clavreul, atende perfeitamente a esse paradigma dominante.

Daí, a observação ser o pilar da medicina – como nos ensinou Willian Osler – tende ao desuso por vários motivos. A modernidade impõe uma resposta rápida aos desafios, exigindo o atendimento rápido à demanda sempre crescente, limitando o tempo para cada indivíduo; aponta para a desvalorização de uma experiência pessoal para que se possa discernir segundo a experiência de um outro, àquela escrita num trabalho científico, deixando pouco espaço para uma situação clínica que se apresenta sempre com suas idiossincrasias e particularidades.

É com essa preocupação que Anthony N. DeMaria[235] publica editorial no *Journal of the American College of Cardiology*, intitulado *Clinical Trials and Clinical Judgement*, no qual o autor sustenta que a origem da sua orientação médica encontra-se, também, nas publicações científicas e em seus resultados. Porém, ele chama a atenção para a dificuldade em

---

232 Cf. Santos, 2004, p. 21.
233 Cf. Ibidem, p. 28.
234 Cf. Ibidem, p. 21.
235 Cf. DeMaria, 2008.

Ricardo de Menezes Macedo

aplicar esses estudos em um caso único, chegando a comentar que, dado ao sentimento de realidade que esses ensaios clínicos sugerem aos estagiários em medicina, eles às vezes se veem paralisados quando se deparam com a ausência de dados para corroborar seu raciocínio clínico. O autor pondera sobre o fato de "a proliferação dos ensaios clínicos ter levantado perguntas a respeito do papel do julgamento clínico na medicina contemporânea e como melhor incorporar os resultados das experimentações na prática clínica".

Vários são os vieses possíveis na interpretação dos resultados desses trabalhos. Dentre eles a exclusão de pacientes cujas características médicas são comuns na clínica, mas que não cabem nos estudos publicados, havendo, portanto, dúvidas entre o que acontece na pesquisa e a respectiva aplicação prática.

Por exemplo, o estudo, sigla do inglês de *Studies of Left Ventricular Dysfunction* (Solvd)[236], demonstrou o benefício da associação entre duas drogas – um inibidor da enzima de conversão da angiotensina e o enalapril – para o tratamento da insuficiência cardíaca. Porém, foram excluídos da amostra os pacientes com Fração de Ejeção[237] maior ou igual a 35%, idade maior que 79 anos e creatinina maior que 2 mg/dL. Ora, pacientes com essas características são facilmente encontrados na clínica. Além do mais, cerca de 80% dos pacientes eram do sexo masculino. Sabemos da influência das diferenças de gênero tanto quanto à apresentação clínica quanto aos resultados terapêuticos.

Outro estudo, o *Clinical outcomes utilizing revascularization and agressive drug evelution* (Courage) envolveu 35.539 pacientes.[238] Este estudo pretendia comparar qual o melhor tratamento do quadro clínico de angina estável, se associado ou não ao tratamento invasivo com intervenção percutânea. Após critérios de exclusão e inclusão, 3.071 pacientes estavam aptos a participar e 2.287 pacientes, ou seja, apenas 6,3% do número inicial foram finalmente incluídos no estudo. Anthony N. DeMaria destaca que são óbvias as implicações e limitações desse método de escolha no resultado e na confusão que poderia vir da sua aplicação na clínica diária.

---

236 Cf. The Solvd investigators, 1992.
237 Fração de Ejeção: Fração do volume de sangue recebido durante a diástole (dilatação do coração) que é ejetada durante a sístole (contração do coração) que, nas pessoas sem insuficiência cardíaca, é normal quando é maior ou igual a 55%, estimada por meio do estudo do ecocardiograma.
238 Cf. Boden et. al., 2007.

Vários outros trabalhos são também citados. Mas alguns nos interessam em especial quando se referem sobre a importância do julgamento clínico.

Como evidência que valida esse conceito, foi publicado no *Journal of the American College of Cardiology* um estudo em que dois cardiologistas do Instituto do Coração (Incor), São Paulo, indicavam o tratamento de preferência antes de os pacientes serem encaminhados para o trabalho científico, o qual chamamos de duplo cego, recebendo em nosso meio o nome randômico.[239] Nesse trabalho, seriam estudados pacientes que melhor se beneficiariam de uma cirurgia de revascularização do miocárdio, mais agressiva, ou de uma revascularização percutânea, menos invasiva. O resultado é curioso, uma vez que os pacientes que foram encaminhados para tratamentos em que havia concordância com os cardiologistas tiveram menor taxa de complicações do que aqueles que foram submetidos ao tratamento sem concordância na opinião dos cardiologistas.

Esses resultados foram consistentes com outros estudos como o *Emory angioplasty revascularization investigation*e (East)[240] e o *Bypass angioplasty revascularization investigation* (Bari).[241] Esses dados, segundo DeMaria (2008), enfatizam o valor do julgamento clínico para uma melhor abordagem ao paciente. Vários estudos têm demonstrado o valor da medicina baseada em evidências tanto na clínica[242] quanto nas estratégias de promoção do raciocínio clínico na educação médica.[243] Não há como negar a influência desse processo na tomada de decisão médica. No entanto, como salienta DeMaria, esses instrumentos são úteis para iniciar o raciocínio clínico, e não como o seu ponto final.

Várias dúvidas sobre essa forma de ler e interpretar esses estudos nos são colocadas no dia a dia. Entretanto, quando as dúvidas são ignoradas e a leitura é tomada ao pé da letra, ou então, são entendidas como verdade inquestionável, podemos pensar que as interpretações podem ser mais temerosas. Na prática clínica, temos a impressão de que o rigor, a disciplina, a norma, apontam sempre para uma solução satisfatória.

---

239 Cf. Pereira et al. 2006.

240 Cf. King et al., 1994.

241 Cf. *The bypass angioplasty revascularization investigation investigators. Comparison of coronary bypass and angioplasty in patients with multivessel disease*, 1996.

242 Cf. Eagle et al., 2005; Shuval et al., 2005.

243 Cf. Bowen, 2006.

Ricardo de Menezes Macedo

Como outro exemplo, sabemos que é clássico entre os médicos que o controle rigoroso da glicemia e o acompanhamento da estabilidade desta glicemia ao longo de meses pode ser aferida pela titulação da glicohemoglobina. Estudos sustentam que pacientes diabéticos sem dependência de insulina – ou diabéticos tipo 2 –, quando em sustentada hiperglicemia, têm maior risco de problemas de saúde, incluindo doença cardiovascular, morte prematura, cegueira, depressão, e declínio da cognição.[244] Estes efeitos são inquestionáveis. De tal forma que se tem documentado em trabalhos científicos que, após o devido ajuste para outros fatores de risco, um aumento sérico em cerca de 1% da glicohemoglobina está associado com um aumento do risco em 18%, de 12 a 14% do risco de morte[245] e aumento de 37% do risco de retinopatia ou insuficiência renal.[246]

Entretanto, em 2008 foi pesquisado justamente o efeito de uma terapia intensiva no controle do diabetes tipo 2, objetivando obter níveis baixos de glicohemoblobina (abaixo de 6,0%). Os resultados foram comparados com uma terapia chamada de convencional que permite nível de glicohemoglobina entre 7,0 e 7,9%.[247] Foram incluídos no estudo 10.251 pacientes divididos em dois grupos; o primeiro com 5.128 indivíduos, recebendo tratamento intensivo tanto do diabetes quanto de outras comorbidades, e o segundo de 5.123 indivíduos recebendo a terapia habitual. Quanto à idade, sexo, cor, uso de cigarros, peso e pressão arterial, a distribuição foi equilibrada entre os dois grupos. O trabalho, previsto para um tempo mais prolongado de observação, foi suspenso precocemente devido à alta mortalidade observada no grupo sujeito à terapia intensiva, quando comparado com o segundo grupo. Várias são as hipóteses desse resultado, incluindo o uso maior de medicação no primeiro grupo. Entretanto, vê-se que já há um limite para o que chamamos de normalidade, cujo objetivo, trazer o paciente para uma condição encontrada em pessoas sem doença, poderá ser mais desastroso. Como pensava Canguilhem, o estado patológico é também normal. Podemos supor que essa condição de normalidade limitante não se adapta a uma normalidade encontrada nas pessoas sem esse distúrbio.

O clínico deverá fazer um julgamento de acordo com dados que, aparentemente, são conflitantes.

---

244 Cf. Golff et al., 2007.
245 Cf. Stratton, 2000; Gerstein, 2005.
246 Cf. Stratton, 2000.
247 Cf. *The action to control cardiovascular risk in diabetes study group*, 2008.

Em correspondência, John Townend, um clínico do Queen Elizabeth Hospital, relata sua aflição pela profusão de *guidelines* de múltiplas origens que povoam sua mesa de trabalho. Nas palavras do autor, eles mostram "a profusão das diretrizes de múltiplas fontes, ilustram bem a atual obsessão para com os *guidelines*, em particular dos múltiplos arranjos burocráticos, a despeito da liberação dos serviços. A menos que algo seja feito para limitar essa fixação, nós precisaremos um jogo de *guidelines* para gerenciar os *guidelines*".[248]

Os *guidelines*, ou protocolos, têm funcionado como uma referência inquestionável. Embora muitos dos clínicos os questionem, eles são aplicados quase cegamente. Na introdução deste trabalho, comentei isso a respeito de uma experiência pessoal. Têm-se a impressão de que quanto mais renomado um serviço, mais a sua aplicação é categórica.

Sobre esse aspecto, é de relevância examinarmos uma publicação italiana de 2009.[249] Antes, porém, como remarcam os autores, é bom lembrarmos que os *guidelines* são realizados com base numa combinação entre os níveis de evidência e classe de recomendação. A classificação em níveis de evidência combinam uma descrição objetiva da existência e dos tipos de estudos que suportam a recomendação e consenso técnico de acordo com uma das seguintes categorias:

> Nível de evidência A: recomendação baseada sobre a evidência de múltiplos estudos controlados ou de metanálises;
> Nível de evidência B: recomendação baseada na evidência de um único estudo controlado ou não controlado;
> Nível de evidência C: recomendação baseada numa opinião técnica, estudo de caso, ou padrão de conduta de um serviço.

Já as classes de recomendação indicam a estratégia da recomendação e requerem não apenas um julgamento sobre a relatividade dessas estratégias ou fragilidade dos estudos, mas também um julgamento de valor sobre a importância relativa dos riscos e benefícios implicados, no sentido de se fazer uma síntese dos dados conflitantes entre vários estudos. As definições de classes de recomendação são as seguintes:

---

248 Cf. Townend, 2007
249 Cf. Tricoci et al., 2009.

Classe I: condições para as quais há evidência e/ou concordância geral na qual um dado procedimento ou tratamento é útil e eficaz;

Classe II: condições para as quais há conflitantes evidências e/ou divergências de opinião sobre a utilidade e eficiência de um procedimento ou tratamento;

Classe II-a: peso da evidência ou opinião em favor da utilidade e eficiência;

Classe II-b: utilidade e evidência são bem menos estabelecidas pela evidência/opinião;

Classe III: condições para as quais há evidência ou concordância geral que o procedimento ou tratamento não é útil ou efetivo e, em algumas situações, pode ser prejudicial.

Assim, um trabalho publicado com um nível de evidência C e classe II indica, respectivamente, que faltam recomendações suportadas pelas evidências e que está sujeito a incertezas sobre a apropriada decisão médica.

Pois bem, o artigo citado acima de Tricocci e colaboradores, faz uma análise, ou uma metanálise dos *guidelines* publicados pela *American College of Cardiology* (ACC) e a *American Heart Association* (AHA) entre 1984 e 2008. Foram estudados 55 *guidelines* sobre 22 tópicos, incluindo um total de 7.196 recomendações.

Os resultados nos fazem pensar. Antes de tudo, a cardiologia é uma das áreas da medicina em que os *guidelines* são usados mais amplamente. Considerando os 16 *guidelines* relatando níveis de evidência, apenas 314 recomendações do total de 2.711 são classificadas como nível de evidência A (11%) e 1.246 foram classificadas em nível C (48%). Embora o estudo anuncie que os níveis de evidência variam de forma significativa entre categorias de *guidelines* (doença, intervenção ou diagnóstico), observou-se que apenas 245 das 1.305 recomendações de classe I tinham um nível de evidência A (média de 19%).

Os autores concluem que as recomendações realizadas pela ACC/AHA para *guidelines* atualizados são "largamente desenvolvidos com baixos níveis tanto de evidência quanto de uma opinião técnica".

Ou seja, como sugere este trabalho, muito dos estudos, lidos apressadamente ou não, podem não conter o nível de evidência que pretendem suportar. Em especial, é de grande mérito lembrar que – tal qual o tratamento das pneumonias discutiremos mais adiante –, estamos falando das diretrizes aplicadas às doenças e distúrbios mais comuns em cardiologia – especialidade que congrega grande parcela de mortalidade no mundo –, área em que esses *guidelines* são amplamente utilizados e apressadamente interpretados como nível de evidência A, ou seja, como uma verdade que deve ser aplicada na lida cotidiana do médico.

É também extremamente curioso, e nos chama a atenção, o fato de esses *guidelines* estudados acima nos sugerirem que quase a metade deles encerram um nível de evidência C, ou seja, que aquelas recomendações sugeridas em suas conclusões são frutos especialmente da opinião de um serviço, da experiência de um grupo de médicos. O que parece um paradoxo – já que os *guidelines,* como indicam o nome, deveriam sugerir níveis de evidência elevados, comprovados pela ciência –, é que essa mesma ciência, como propõem os artigos científicos, nega justamente a experiência do sujeito, tentando eliminá-la por intermédio do método científico, classificando-a como opinião desqualificada do ponto de vista científico. Mas são justamente nesses protocolos estudados que a experiência é ao mesmo tempo ocultada, omitida em seus resultados, embora sejam a grande fonte de informação, que será seguida pelos médicos, e estes imaginam que se trata de "pura" ciência. É a negação do sujeito, que se encontra escondido e obscurecido pelo manto diáfano do método científico.

A fé cega nesse sistema de publicação científica como fundamento da decisão médica pode ter implicações ainda mais desconcertantes sobre o seu valor no julgamento médico, quando desapegado de uma experiência. John Ioannidis publicou um trabalho sob o instigador título de *Why most published research findings are false* (Por que a maioria de resultados publicados da pesquisa são falsos).[250] Seu estudo começa observando que muitas pesquisas são refutadas com frequência em estudos subsequentes. Isso poderia ser explicado pela contestação científica sob o olhar de novas teorias. Entretanto há um aumento da percepção em que, nas pesquisas modernas, falsos achados podem ser a maioria, "se não a vasta maioria" das pesquisas publicadas. [251] Entre os fatores apontados para essa preocupação está a alta incidência de estudos que não são reproduzidos, faltando-lhes confirmações.

---

250 Cf. Ioannidis, 2005b.
251 Cf. Colhoun et al; 2003; Ioannidis, 2003, 2005b.

Ainda segundo Ioannidis, muitos desses trabalhos fundam suas conclusões apenas com base em um único estudo assegurado por significâncias estatísticas formais, tipicamente por um valor de *p* menor que 0,05.[252] Embora pesquisas não possam ser representadas ou sumarizadas apenas pelo valor de *p* menores que 0,05, é de domínio comum entre médicos que resultados estatísticos em trabalhos científicos baseados nesses valores lhes conferem autenticidade, ou pelo menos, apontam para uma conclusão *verdadeira*. Apesar de haver sempre a possibilidade de um viés estatístico, trabalhos com pequenas amostras, pequenas interpretações produzidas no campo científico, um grande número de participantes com uma seleção menor dos critérios, a grande flexibilidade na elaboração dos desenhos metodológicos e definições do estudos, ou ainda, grandes financiamentos ou conflitos de interesses, congregam maiores chances dos resultados obtidos não serem verdadeiros.

Soma-se a essas possibilidades de confusão e de critérios, o fato de vários grupos de pesquisa estarem envolvidos num mesmo trabalho. Embora esse procedimento pareça recomendável e nos dê a impressão de uma observação mais ampla, tomada em campos de estudo diferentes, o autor argumenta que o Valor Preditivo Positivo (VPP)[253] tomado em locais isolados diminui quando vários grupos de investigadores estão envolvidos. Isso poderia explicar como "grandes expectativas são seguidas de maiores decepções".[254]

Trabalhos realizados de forma multicêntrica, ou em vários locais, ou ainda em países diferentes, são reconhecidos entre os pesquisadores como um alto nível de evidência caso sejam coincidentes. Entretanto, quando muitas equipes estão trabalhando num mesmo campo e dispondo de grande quantidade de dados, não se pode negar a possibilidade de competição. Dessa forma, cada grupo pode priorizar certos dados que lhes pareçam mais relevantes, ou "positivos", disseminando essas informações para outros grupos. Da mesma forma, dados tidos como "negativos" podem tornar-se atrativos para essa disseminação apenas se outra equipe encontrou uma

---

252 Indica o grau de certeza no qual um achado de fato corresponde à realidade. Dizer-se que encontrou-se um $p<0,05$ na comparação entre determinadas situações, significa, "grosseiramente", que se espera menos que 5% de chance de que tal achado se deve ao acaso (Filho, e Rouquayrol, 1992).

253 Chance de uma observação positiva ser verdadeiramente positiva.

254 Cf. Ioannidis, 2005b.

associação "positiva" para uma mesma questão. Nesse caso, pode ser atrativo, do ponto de vista de uma publicação que pretenda uma relevância, refutar uma alegação feita em algum jornal de prestígio.[255]

A expressão "Fenômeno de Proteus" foi criada para descrever a rápida alternância entre achados em pesquisa e de refutações extremamente opostas.[256]

Não podemos nos esquecer que esses fatores descritos acima não ocorrem separadamente. Além do mais, podemos crer que resultados quantificados como "negativos" são menosprezados, ao passo que na clínica a ausência de certo dado ou sinal nos é de grande relevância.

Mas qual o motivo que nos levou a tomar decisões tidas como científicas se em um rápido olhar elas, necessariamente, não o são?

Parece que outros fatores, que não os econômicos, jogam relevante papel nessa situação, que muitos chamam de ato médico. Marcia Angell (2008) concorda que a prescrição de drogas mais modernas e mais caras dão a ilusão aos médicos e pacientes de que o tratamento será mais eficiente. Se há alguma interferência cultural nesse processo, não podemos dizer apenas que esse é um fenômeno recente. Mas recente mesmo é o predomínio dessa forma de pensar.

Sobre o recebimento de vantagens econômicas pelos médicos, várias revistas têm-se ocupado dessa questão, em especial analisando ou denunciando a pressão exercida pela indústria farmacêutica sobre a decisão médica. Ivan Illich, em 1975, já havia feito isso. Seu livro teve um tremendo impacto na crítica aos médicos, mas não contribuiu para que essa percepção freasse o ímpeto comercial dessas indústrias ou engajasse o médico numa maior atenção quanto ao perigo dessas relações. Dá-se o nome de *conflito de interesse* quando certo autor recebe vantagens relacionadas ao trabalho, ou ao tema sobre o qual ele publica. Essas formas de remuneração indireta ocorrem de várias maneiras, desde altas doações particulares, ou para fundações ou revistas, bem como pagamento por palestras, viagens, conferências e inocentes jantares promocionais que encantam não apenas estudantes, mas graduados profissionais da pesquisa médica.

Angell relata que outras pressões além do benefício econômico são possíveis, "incluindo o desejo profissional de reconhecimento e a necessidade

---

255 Cf. Idem.
256 Cf. Ioannidis e Trikalinos, 2005.

de contar com a facilidade de fundos para pesquisa, intrínsecos no processo de pesquisa".[257] A autora dá vários exemplos de como os conflitos de interesse podem ensejar mais distorções do que verdadeiramente pesquisa, influenciando sobremaneira várias decisões médicas, incluindo *guidelines* elaborados e divulgados pelo órgão regulador de pesquisa e medicação norte-americana, a *Food and Drug Administration*. Entre eles é relatado um estudo de 200 painéis que divulgavam *guidelines* onde se comprovou que um terço dos autores reconheciam algum tipo de interesse financeiro nas drogas que eram por eles recomendadas. Informa-nos, também, que o prestigiado National Institutes of Health (NIH) sustentou pesquisas junto, a não menos renomadas instituições, como à American Heart Association's e American College of Cardiology, que indicavam a necessidade de padrões mais baixos para níveis de colesterol, entretanto revelando que 8 entre 9 membros que faziam essas indicações recebiam financiamento de marcas comerciais de certas estatinas, drogas usadas para diminuir o nível de colesterol no sangue. E ainda mais, que dentre os 175 autores ligados à *American Psychiatric Association's* que participaram como colaboradores da publicação *Diagnostic and statistical manual of mental disorders* (4.ª Edição), 95 deles recebiam financiamento da indústria farmacêutica, além do que *todos* – todos – os autores dos capítulos sobre esquizofrenia e distúrbios do humor eram também financiados pela indústria de medicamentos.

A partir daí, vários exemplos são descritos na literatura, incluindo recentes observações. Em um trabalho envolvendo 74 ensaios clínicos para estudo da eficácia de antidepressivos, concluiu-se que 37 de 38 estudos tendo como resultados positivos, que favoreciam drogas de interesse da indústria farmacêutica, foram publicados. Mas, dos 36 estudos com resultados negativos ou duvidosos, 33 não foram publicados.[258] Para o médico estudioso e atento à atualização no trato para com os antidepressivos, que recebe regularmente via internet as informações das revistas mais respeitadas sobre o tema, e que teve o cuidado de ler todos esses artigos, ele tem a impressão de que em 92% dos casos os antidepressivos funcionam na depressão leve a moderada. No entanto, ele só teve acesso a uma parte das informações, a outra metade não foi publicada. Se tivesse acesso também às que não foram publicadas – e todas foram avaliadas pela *Food and Drug*

---

257 Cf. Angell, 2008, p. 1070.
258 Cf. Turner et al., 2008.

Administration –, ele teria outra impressão, na qual apenas metade desses trabalhos concluíam sobre a eficácias dessas drogas nas situações estudadas. Evidentemente, aí, não há um viés estatístico, mas uma clara intervenção dos laboratórios, forjando falsamente a opinião desse nosso atento médico sobre essas drogas.

Ainda sobre os antidepressivos, no ano de 2004, Kondro e Sibbald publicaram no *Canadian Medical Association Journal* documentos de indústria farmacêutica que explicitamente diziam que deveriam ser suprimidos os resultados negativos de um estudo porque "é comercialmente inaceitável incluir os dados em que a eficácia não foi demonstrada, porque isso minaria o perfil da paroxetina".

Marcia Angell, assim, constata:

> Olhando este retrato completamente, seria ingênua a conclusão parcial na qual estes são apenas alguns exemplos isolados. Isto permeia o sistema inteiro. Os médicos relatam que não mais confiam na literatura médica como informação válida e de confiança. Esta é a conclusão que eu relutantemente alcancei para o fim de minhas duas décadas como editora do "New England Journal of Medicine", e foi reforçada nos anos subsequentes. Os clínicos já não sabem mais quais os medicamentos prescritos são realmente seguros e eficazes, mas estes produtos são provavelmente tão bons quanto aqueles [àqueles] indicados pela literatura publicada.[259]

Porém, as conclusões e propostas que se seguiram até recentemente apontam para uma necessidade de regulação dos trabalhos publicados, havendo, inclusive, sugestões de leis que regulamentem a publicação dos possíveis conflitos de interesse entre autores e empresas. Robert Steinbrook[260] faz um comentário sobre a proposta da *Cleveland Clinic* de tornar público, a partir de dezembro de 2008, em rede *on-line*, a relação dos trabalhos, pesquisadores e suas famílias que podem ter algum tipo de relação que pudesse gerar um conflito de interesses. Não há dúvidas do grande empenho de algumas revistas em diminuir o efeito dessas empresas sobre as suas publicações. Entretanto, pergunta-se sobre o efeito desse processo que, certamente, é bem-vindo, e qual o seu alcance.

---

259 Cf. Angell, 2008, p. 1070.
260 Cf. Steinbrook, 2009.

Ricardo de Menezes Macedo

O que se questiona em nosso ensaio é sobre a relevância e influência dos princípios da medicina moderna sobre a atividade do médico. Lembremos que esses princípios foram divulgados para todo o mundo médico. Se procurarmos uma origem desses postulados, poderemos encontrá-la na própria história da medicina. Mas a contradição ainda persiste. Pelos relatos médicos feitos durante a pesquisa do *Massachusetts Medical Society* de 2003[261], e por uma impressão pessoal observando meus colegas nas últimas duas décadas, não me parece que as vantagens econômicas sejam mesmo a razão crucial para a aceitação da influência de grupos econômicos sobre a profissão médica. A questão é saber se as condições em que essa aceitação é entendida como norma e em que medida ela nos traz satisfações para muito além daquelas mundanas. Nesse sentido, as razões não estariam propriamente no sujeito individualmente, mas poderiam ser encontradas nas normas sociais que o impelem, coletivamente, a desejá-las.

Até aqui, tentamos uma observação sobre os fatores modernos que influenciam o pensamento contemporâneo; sendo nosso objeto de estudo, o médico. Como observou Benjamin, uma das características dessa modernidade seria a perda da experiência como referencial, algo que pudesse ser transmitido de pessoa a pessoa. Mas o tempo moderno nos imprime uma angústia – ou culpa, segundo Freud – na qual o tempo exíguo, a necessidade de segurança e a reafirmação do sujeito como referencial em si mesmo, criam um ambiente favorável a posicionamentos individuais segundo uma lógica econômica, uma moral econômica como vimos até aqui. Dessa forma, algumas observações merecerão uma leitura também mais crítica sobre as conclusões apresentadas.

Como exemplo, Kennedy e colaboradores de 2009, empreenderam um estudo tentando desenvolver um suporte conceitual sobre quais os fatores que influenciam as decisões dos médicos estagiários a respeito dos pedidos de uma supervisão clínica. Foram feitos questionários em duas fases: uma no local da observação (enfermarias clínicas e de urgência) e numa segunda fase composta por entrevistas mais detalhadas e gravadas em vídeo. No total, foram observadas 124 pessoas no Canadá; entre 31 clínicos atendentes; 57 residentes juniores e seniores; 28 estudantes de medicina e 8 enfermeiras. Os autores observaram que os estagiários empreendem uma série de estratégias de retórica para preservar sua credibilidade diante da

---

261 Cf. páginas 67-71 deste livro.

supervisão médica. Entretanto, observa-se que a procura de um membro mais experiente para a tomada de decisão é o motivo pelo qual se adota uma estratégia de retórica para a preservação da credibilidade. Há, portanto, como vemos na clínica, a procura de uma experiência para dar suporte às decisões médicas.

Esse trabalho, em parte, foi motivado por um desastroso exemplo de quebra do processo de pedidos de supervisão, podemos dizer da procura de uma pessoa com experiência para a tomada de decisão. Com grande repercussão na mídia norte-americana[262], uma criança de 5 anos faleceu no Boston Children's Hospital após prolongado período de convulsões sem receber os cuidados e o tratamento indicados nessa situação. Dois residentes chegaram ao atendimento logo após o início das convulsões, porém, o clínico sênior não foi chamado para opinar sobre o paciente, resultando numa demora na tomada de decisão. Havia a necessidade de os estagiários se referenciarem numa experiência. Porém, quando ela não está ao alcance, independente dos motivos, corre-se o risco de uma paralisação do processo decisório.

Podemos enxergar nesse trabalho de Kennedy uma certa obviedade quando já se sabe sobre a importância de uma referência experiente para uma tomada de decisão. Mas a preocupação do autor são os métodos recursais dos estagiários para não deixar transparecer um descrédito. Chama a atenção a paralisação quando da ausência desses recursos. Outra leitura seria a inércia diante da ausência dessa referência, ou quando certos protocolos não são suficientes para uma dada situação prática.

Podemos ver aí mais um dos elementos que nos fazem pensar nas implicações das formas híbridas, como sustenta Bruno Latour, na qual a medicina convive com estruturas hipermodernas, contrastando com necessidades que podemos chamar de tradicionais, como, por exemplo, o imperativo da experiência numa alta-modernidade que repele esse mesmo imperativo.

Como já vimos, Anthony Giddens tem outra visão que, a meu ver, não exclui as anteriores, mas é complementar. Em seu livro *Modernidade e identidade,* o autor se atém à formação e implicações do sujeito nessa modernidade, que ele chama de alta-modernidade, ou modernidade tardia.

Quando Giddens fala da expressão "segregação da experiência" como uma característica da alta-modernidade, ele pretende indicar que o

---

262 Cf. Pope, 2001.

contato mais estreito, ou direto como ele diz, com situações que ligam a individualidade a questões da "moralidade e finitude", estas se apresentam "raras e fugazes".[263] De tal forma que as conexões entre a vida individual e o intercâmbio das gerações foram rompidas. Desfaz-se, assim, certos laços que consubstanciam a experiência. A vida nesse contexto passa cada vez mais ao largo das relações externas estabelecidas por laços entre pessoas próximas.

Um fato que podemos constatar, relatado por Giddens, é que grupos sucessivos de pessoas, de famílias, raramente, no mundo atual, vivem anos seguidos no mesmo prédio, numa mesma casa. Esse fato era comum em áreas rurais. No mundo da alta-modernidade, e com a crescente urbanização, com o império da técnica e da ciência, esse fato tem se tornado uma exceção. Por conseguinte, sem as referências externas fornecidas pelos outros, a vida mais uma vez surge como uma trajetória relacionada acima de tudo aos projetos puramente individuais.

O autor contesta a opinião de Freud, na qual a limitação dessa experiência se daria por conta da crescente repressão psicológica, da culpa que provém da civilização que molda a vida moderna, onde os homens tiveram de trocar uma parte da sua liberdade pelo estatuto da segurança. A liberdade pode ser entendida aqui como a experiência, adquirida tendo como base a individualidade. Mas Giddens pensa que essa "repressão" seria mais institucional na alta-modernidade, daí provocando mais sentimentos de vergonha, do que propriamente de culpa.

Entretanto, quando Giddens comenta sobre a "falta de sentido pessoal"[264] da alta-modernidade, um sentimento de que a vida nada tem a oferecer, suas impressões sobre a experiência se aproximam com aquelas de Freud expressas em *O mal-estar na civilização*; na medida em que o sociólogo também concorda que esse fenômeno torna-se uma questão psíquica fundamental da contemporaneidade, uma vez que a vida moderna nos condena a uma repressão moral que, por sua vez, é entendida por Freud como a elaboração de métodos coercitivos que lançamos mão para convivermos na civilização, ou mesmo, para tentar suportá-la.

O médico com seu discurso inteiramente adaptado e também nomeador da modernidade – o discurso é científico, é técnico e traz o futuro para o presente, podemos dizer –, é um dos mais cristalinos espelhos dessa modernidade.

---

263 Cf. Giddens, 2002, p. 15.
264 Cf. Ibidem, p. 16.

Embora sejam formas de pensar diferentes, não podemos deixar de fazer relações desse sujeito hipermoderno, referido em si mesmo, com a categoria do *Homo œconomicus* de Foucault, ou da tese do capital humano de Gary Backer, citados por Gori e Del Volgo (2008) como o "ator econômico que produz sua própria satisfação procurando otimizar de maneira racional o seu próprio capital", ou seja, o seu próprio corpo.

Se o mundo atual não nos dá a oportunidade ou o crédito de uma experiência, conferindo maior valor àquela apresentada por outro, e esse outro nos fala por meio da técnica e de uma ciência nem sempre científica e muitas vezes mal-interpretada, é possível que o médico tenha dificuldades de perceber a instrumentalização crescente de sua profissão segundo valores, os quais se distanciam enormemente da ética na qual ela imagina estar repousando. Nesse universo obscuro, esse médico se vê obrigado a outro fenômeno, o da justificação dos seus atos. Mas para quem? Com qual propósito?

4.5.2 – A exigência de justificação

Bernard Grenier[265] nos conduz à discussão sobre um novo paradigma quanto às decisões médicas, ou pelo menos, uma consequência desse longo processo de normalização do pensamento numa sociedade estruturada em valores utilitários. Trata-se de exigência de justificação das decisões médicas, principalmente em relação às economias de mercado. Estabelece-se, assim, uma relação de contrato para com os pacientes e a sociedade. Por conseguinte, o conceito da relação dual entre o paciente e seu médico tende a uma modificação pela introdução, nessa relação, de um novo personagem constituído pelos sistemas encarregados de assegurar o financiamento dos cuidados médicos. Assim, o paciente se coloca em outro patamar, no papel de um "consumidor de saúde", participando da relação com o médico por intermédio da exigência de informações precisas, apoiadas em justificações científicas tanto quanto a propedêutica proposta quanto às formas de tratamento indicadas.

Essa exigência é louvável, mas não se dá com benefícios sempre positivos. Já salientamos que o raciocínio médico não se dá apenas pelas informações

---

265 Cf. Grenier, 2004.

técnicas, havendo a necessidade de conjugar essas informações com impressões subjetivas, culturais, aliadas à experiência individual do médico. A procura de uma resposta do paciente estritamente técnica – hoje de fácil acesso pelos meios eletrônicos, como a internet – tende a uma compreensão parcial e incompleta sobre uma dada situação que é colocada, com frequência fora de um contexto. É de se supor que o processo de "obsessão por uma saúde perfeita", criticada por Ivan Illich sob a ótica médica, tenha também influenciado o sujeito moderno, desejoso de um corpo ideal, de um peso "normal", de uma performance próxima a uma ilusória perfeição.

Embora o Código de Ética Médica brasileiro[266] no seu artigo 5º coloque como um princípio fundamental – a semelhança dos códigos de deontologia de outros países – que "o médico deve aprimorar continuamente seus conhecimentos e usar o melhor do progresso científico em benefício do paciente", esse processo tem uma pretensão de certa forma "quimérica" como salienta Grenier[267], haja vista o volume de informações técnicas e científicas dispostas para a comunidade médica na ordem de mais de 20.000 publicações mensais.

Essa premência de justificação, segundo Grenier, tende à racionalização das decisões médicas. Porém, ele se pergunta: "Mas em nome de quem? Sob quais critérios?"[268]

Sendo a exigência de justificação um dos efeitos de uma sociedade de contrato, todas as decisões médicas deverão ser justificadas. Grenier conclui suas observações dizendo

> que a necessidade de justificação será, ao que parece, o ponto central da prática médica do futuro. Uma tal demanda não testemunha necessariamente para uma desconfiança particular sobre a profissão médica: ela é o testemunho de uma maturidade da consciência democrática no seio de nossa sociedade. *Entretanto, logo adiante o autor se pergunta novamente*: O que deverá nos justificar? Diante de quem? Em nome do quê?[269]

Soma-se à necessidade de justificação do ponto de vista científico a necessidade, também, de regulação econômica, e a justificação jurídica.

---

266 Cf. Conselho Federal de Medicina, 1996.
267 Cf. Grenier, 2004, p. 309.
268 Cf. Ibidem, p. 310.
269 Cf. Idem.

O crescente aumento das denúncias e ações judiciais em relação ao erro médico[270] são fatores que contribuem, ou indiretamente autorizam, o que se convencionou chamar de *medicina defensiva*, processo que aumenta a exigência de justificação em função das apreensões do médico frente ao insucesso e à repercussão desse fato na sua vida profissional.

A título de exemplo das repercussões das reações dos médicos a esse processo defensivo, a queixa de uma "simples dor de estômago" foi capaz de gerar custos de milhares de dólares aos serviços de saúde e foi, também, motivo de repercussão na mídia norte-americana.[271] Uma paciente foi examinada por um estudante no serviço de urgência do hospital da Universidade de Richmond com dor abdominal, foi realizada uma tomografia computadorizada, que revelou apenas um cisto ovariano sem significação clínica. O pai da paciente recebe uma conta de US$ 8.500,00. Um clínico foi consultado e ponderou que aquele quadro poderia ser mais facilmente resolvido com um bom exame clínico. Esse seria apenas um caso se os autores não relatassem que cerca de 5 a 9% dos testes diagnósticos nos Estados Unidos são "conscientemente defensivos", um custo estimado em cerca de 10 a 19 bilhões de dólares anuais.

Dados publicados em 2011[272] dão conta de que o gasto global nos Estados Unidos em função dessa *medicina defensiva* estão por volta de mais de 45 bilhões de dólares anuais. Apenas para termos uma dimensão desses valores, eles são superiores a todo o orçamento público em saúde no Brasil previstos para o ano de 2010, cerca de 38 bilhões de dólares, incluindo aí não apenas as ações de saúde propriamente ditas, mas gastos com dívidas, com aposentados e pensionistas, além do pagamento do pessoal ativo.[273] Ao olhar da medicina, estamos diante de um desperdício enorme de recursos; mas sob a ótica econômica, a medicina defensiva é um empreendimento de grande sucesso.

Os números em si podem ser contestados, entretanto é de notável interesse o trabalho publicado por Studdert[274] revelando que, apesar do pequeno número de entrevistados (824), cerca de 93% deles reportaram a

---

270 Cf. Gomes e França, 1998; Superior Tribunal de Justiça, 2008.
271 Cf. Chawla e Gunderman, 2008.
272 Cf. Kachalia e Mello, 2011.
273 Fonte: Secretaria de Planejamento e Orçamento do Ministério da Saúde. Disponível em: <http://portal.saude.gov.br/portal/arquivos/pdf/serie.pdf>. Acesso em: 14 abr. 2013.
274 Cf. Studdert et cols., 2006.

utilização da medicina defensiva nos 3 anos anteriores à entrevista, e 43% assumiam que usavam tecnologia de imagem em circunstâncias "clinicamente desnecessárias". Os autores revelaram também – em cerca de 52% das respostas –, a atitude de se esquivar da realização de procedimentos médicos quando havia a possibilidade de litígio, incluindo a eliminação de procedimentos passíveis de complicações.

Concluindo, esse trabalho revelou que a prática defensiva se correlacionou fortemente com a falta de confiança para com o seguro médico, além de promover fortes implicações para o custo, o acesso, e para qualidade no cuidado ao paciente.

Do ponto de vista individual, é compreensível que os médicos procurem formas de proteção, de segurança, que, às vezes, lhes passam despercebido. Porém, é incontestável que, apesar de reconhecer esses mecanismos pretensamente protetores, os médicos acabam por se deixar levar pelas formas de normalização sem criticá-las, ou pelo menos, deixam de considerar parte dessas críticas no cotidiano profissional.

Já comentamos, por exemplo, a chamada "Consulta Bonificada", na qual os médicos que pedem exames, além de certa média, recebem menos.[275]

Não há estudos sobre as consequências desse mecanismo. Temos acesso apenas a apresentações colhidas na internet, como na Unimed de São José dos Campos, na qual houve melhora no valor dos honorários e redução dos exames. Relatos da ANS dão conta do aprimoramento do processo, retirando das médias os exames periódicos em que são esperados exames ditos normais.[276]

Entretanto, podemos verificar que a tese de uma normalização econômica, sobre a razão médica, ou raciocínio clínico, encontra aplicações na vida prática dos médicos ligados a essas cooperativas.

Do ponto de vista econômico, sabe-se que as necessidades de saúde são um movimento permanente da história, das estruturas sociais, havendo um hiperdimensionamento da medicalização, o que Del Volgo chama de "medicalização da existência", expressão que nos será útil nas discussões logo à frente.

Porém, os médicos se encontram num universo elaborado pelo seu tempo, no qual pouco a pouco o seu ato médico, seu discurso e preocupação

---

275 Cf. Comentário sobre este método, p. 79 deste livro.
276 Cf. Malta et al., 2005.

vai se desviando para um discurso jurídico em que a justificação dos seus atos tendem a seguir mais essa lógica jurídica do que os princípios da medicina. Nesse lugar é imperativo se proteger. A medicina, por ser um campo de incertezas, torna-se um vasto espaço para a procura de um alívio imediato, que, ilusoriamente, nos é fornecido pela ciência, ou pelo que dela nos é repassado pela literatura médica; por vezes falsa, insuficiente, salpicada de interesses comerciais que resulta em uma volumosa produção econômica que passa paralela à atividade médica. Essa normalização quase imperceptível autoriza tomadas de decisões que fomenta enormemente esse mercado – podemos dizer: paralelo – da saúde. Como os frutos dessa economia são sempre crescentes, nem sempre, ou muito pouco, atendendo aos interesses dos médicos e dos pacientes, não podemos supor que é um processo inocente.

4.5.3 – A paixão "inocente" pela ordem – classificar para medicar

"A triste verdade acerca do behaviorismo e a validade das suas 'leis', é que quanto mais pessoas existem, maior é a possibilidade de que se comportem e menor a possibilidade de que tolerem o não-comportamento [não comportamento]. Estatisticamente, isso resulta num declínio da flutuação. [...] A uniformidade estatística não é de modo algum um ideal científico inócuo, e sim o ideal político, já agora não mais secreto, de uma sociedade que, inteiramente submersa na rotina do cotidiano, aceita pacificamente a concepção científica inerente à sua própria existência".

Hannah Arendt (2007, p. 53)

Tenho de reconhecer que para um clínico, como o autor deste ensaio, o exame das críticas, que perpassam nosso cotidiano, não é de todo palatável. O entendimento da clínica seria incompreensível, para nós, sem o auxílio da estatística e da probabilística na qual ela, também, repousa. Entretanto, o que este trabalho se propõe não é a refutação de um método sobre outro, mas procurar entender as influências que certos mecanismos exercem sobre o cotidiano médico.

Gori & Del Volgo se ocupam longamente sobre o que eles chamam de "a paixão pela ordem", mecanismo que nos é imprescindível para compreender o predomínio da razão econômica na era pós-moderna.

O texto de Hannah Arendt supracitada não pode escapar a uma reflexão. Afinal, todo o raciocínio médico, seja pela justificação, pelo alcance do diagnóstico ou pela opção terapêutica, é fundado, hoje, nos dados científicos. Mas há sentido mesmo em dizer que a uniformidade estatística não é de nenhum modo um ideal inofensivo?

Segundo Gori & Del Volgo[277], a "banalidade do mal", tese defendida por Hannah Arendt a respeito do nazismo, representa uma lógica política determinada pelo conformismo, pela normalização, reificação[278] e instrumentalização do humano. Na medida em que o homem é um ser "incalculável", o imperativo de normas estatísticas que prevalecem como princípios de governança do homem, podem se apresentar como desastrosas, no sentido de produzirem uma "massificação social dos comportamentos". Não se pode dizer que o discurso científico é "inofensivo", na medida em que, na pós-modernidade, o império da razão calculista remodela a própria linguagem. Os autores citam Wittgenstein, quando este proclama que é a linguagem que impõe a estrutura logística, para dizer que a razão calculista, ou a estatística, não se coloca como o processo estrutural do conhecimento, mas a linguagem é quem tem essa finalidade. Dessa forma, a ciência é um esforço da estrutura linguística e não a língua em si.

A propósito, Gori & Del Volgo citam Paul Ricœur: "A situação criada pelas ciências é de enorme importância política. Visto que a linguagem é um jogo, o problema torna-se político por definição, já que é a linguagem que faz do homem um animal político".[279] Em contrapartida, esses autores anunciam e reconhecem que os avanços da medicina, sejam àqueles no campo da terapêutica, da tecnologia, ou em políticas de saúde, proporcionaram avanços e melhorias, que são nítidos para os médicos e para a população.

Essa forma de pensar hoje não é questionada pela sua eficiência. Dizer que houve avanços e melhorias, não quer dizer que o conhecimento e os instrumentos que temos hoje são a verdade e o correto. É apenas o que sabemos hoje. No futuro, isso poderá ser superado.

---

277 Cf. Gori & Del Volgo, 2005, p. 211.

278 Cf. Houaiss (2001): "segundo Georg Lukács (1885-1971), alargando e enriquecendo um conceito de Karl Marx (1818-1883), processo histórico inerente às sociedades capitalistas, caracterizado por uma transformação experimentada pela atividade produtiva, pelas relações sociais e pela própria subjetividade humana, sujeitadas e identificadas cada vez mais ao caráter inanimado, quantitativo e automático dos objetos ou mercadorias circulantes no mercado".

279 Cf. Gori & Del Volgo, 2005, p. 213

Mas nós os clínicos não podemos nos furtar a observar. Willian Osler sustentava que "a arte da medicina é a observação". Não podemos renunciar às armas de que dispomos num espaço de incerteza, dentre as quais lançamos mão do conhecimento científico, da tecnologia. Mas, estudadas sem paixão religiosa, não são elas também observações? Para que não nos vejamos completamente entregues ao empirismo, recorremos à documentação científica para alçar um *status* de verdade às nossas impressões. Como a medicina é uma área de incerteza, há sempre um enorme vácuo entre as observações e aquilo que podemos eleger como verdadeiro. A própria verdade na ciência é temporal. Provavelmente, será questionada no futuro.

Esse pequeno preâmbulo nos é de utilidade para o relato de uma observação sobre o tratamento das doenças psiquiátricas. A classificação de uma pessoa portadora de doença psiquiátrica há cerca de 20 anos era guardada com bastante reserva. A sociedade escondia seus doentes, confinava-os, relegando-os ao esquecimento.[280]

Os movimentos pela não hospitalização dos portadores de sofrimento mental revolucionaram o tratamento psiquiátrico no mundo. Exemplos de Franco Battaglia na Itália; David Capistrano da Costa Filho na cidade de Santos e em particular no Hospital Anchieta; a luta antimanicomial empreendida junto aos hospitais de Barbacena, Minas Gerais; Jequerí em São Paulo e em Santos, tornaram-se referências desse avanço.

Do ponto de vista político, não podemos, de forma alguma, desconsiderar esses avanços na saúde mental no mundo e no Brasil.

Mas não falo em especial das doenças psiquiátricas, mas particularmente da abordagem dos distúrbios da ansiedade, da tristeza e da melancolia nos tempos pós-modernos. Refiro-me a certa naturalidade com que as pessoas se dizem hoje portadoras de "doenças" como "Síndrome do Pânico", "tensão pré-menstrual (TPM)", "depressão", "transtornos da personalidade", ou mesmo entidades como "distúrbio bipolar" e "transtorno obsessivo-
-compulsivo – TOC". De um comportamento de certa forma reservado, que as pessoas guardavam esses diagnósticos, vimos nos anos recentes uma certa naturalidade das pessoas em mencionar essas situações que nos soam como uma certa banalização da angústia, da tristeza. Uma leitura apressada, de cunho mais social, poderia nos dar a impressão de uma maior aceitação, certa atenuação na discriminação dessas pessoas no meio social.

---

280 Cf. Filho, 1992.

Mas algo soa estranho. Não é incomum as pessoas se dizerem depressivas, ou portadoras de Síndrome do Pânico com certo tom de ponto final para os problemas. A coisa tem um nome, logo o problema está resolvido. Entretanto, imediatamente será solicitado um antidepressivo, pedido quase que corriqueiro nos ambulatórios e consultórios hoje em dia. A fluoxetina nos EUA foi o terceiro antidepressivo mais prescrito no ano de 2006, com cerca de 21 milhões de prescrições aviadas. No ano de 2007, a sertralina mereceu um aumento de 197% nas prescrições quando comparado ao ano anterior[281], saindo do 51º lugar em 2006 para o 12º lugar em todas as prescrições anuais comparadas em 2007. Dados no Brasil também mostram o grande aumento do uso dessas drogas.[282] Em dados publicados na imprensa brasileira tendo como referência o instituto IMS Health[283], indicam que entre 2006 e 2010 houve uma elevação em 36% na venda do ansiolítico clonazepam, chegando a ser vendidas 18,45 milhões de caixas dessa droga no último ano pesquisado, tornando-a uma das drogas mais vendidas no país.

O aumento desses medicamentos é atribuído ao avanço tecnológico e resultado clínico alcançado por essas drogas. Porém, as conclusões sobre a eficácia dessas drogas, em especial para o tratamento da depressão leve, é motivo de discussão havendo muitas controvérsias quanto à sua eficiência[284], havendo relato, como já vimos algumas páginas atrás, de grande relação dos autores de pesquisas com essas drogas junto ao mercado farmacêutico.

A influência da indústria farmacêutica, como já mencionamos, exerce grande influência na prescrição dessas drogas, contribuindo para que o uso de medicamentos psicotrópicos tenha crescido enormemente desde o início da década de 1980. Não há dúvidas de que algumas dessas drogas contribuíram para o controle de distúrbios psíquicos graves. Na psiquiatria, a diminuição do sofrimento dos doentes portadores desses distúrbios é inegável, tanto do ponto de vista agudo – nos surtos psicóticos, por exemplo –, quanto do ponto de vista da melhora e alívio dos sintomas a longo prazo.

No entanto, o que chama a atenção nessa discussão não é exatamente o efeito objetivo que essas medicações exercem, mas o uso indiscriminado e o efeito político e social do controle de pessoas sujeitas ao que se

---

281 Cf. Top 200 generic drugs by unit, 2006; top 200 generic drugs by unit, 2007.
282 Cf. Andrade et al., 2004.
283 Cf. Collucci, 2011.
284 Cf. Kroenke et al., 2001, *Treatment for Adolescents with Depression Study (TADS)*, 2004; Sachs et al., 2007.

normatizou chamar de "problemas mentais", ou que estejam submetidas a contingências da vida que nos impõe tristezas, frustrações e desilusões.

Desde Canguilhem em sua tese de doutorado de 1943, o debate sobre o que é normal ou patológico ampliou a compreensão de médicos, filósofos, psicólogos e outras áreas do conhecimento, sobre as fronteiras em que nomeamos ou designamos o estado que consideramos normal ou doente.

Para termos uma noção do volume de doenças ou classificações de distúrbios mentais surgidos nas últimas décadas, tomemos como exemplo a evolução do Manual diagnóstico e estatístico de desordens mentais, conhecido como *Diagnostic and statistical manual of mental disorders* (DSM). Foram realizadas quatro grandes revisões desde a sua criação pela Associação Americana de Psiquiatria (APA), *American Psychiatric Association*, desde a primeira em 1952. Essa versão continha 106 categorias de desordens mentais. A segunda (DSM-II) publicada em 1968, era composta por 182 classificações. O DSM-III, publicado em 1989, continha 265 categorias diagnósticas e o DSM-IV, de 1994 listava 297 classificações de distúrbios psiquiátricos.

Essas classificações sofreram várias críticas. Em especial, no sentido de se classificar como anormal, ou patológicas, situações que se constituem condições da própria existência, classificando-se como doenças vários sintomas próprios ao comportamento humano.

Gori e Del Volgo (2008) fazem ampla análise dessas críticas. Primeiro, chama a atenção o uso de critérios estatísticos que repartem "problemas mentais" em "problemas do comportamento". Essa classificação contribui para o reconhecimento de causas orgânicas para "distúrbios mentais e dos fatores de *stress*", favorecendo, assim, seleção de pacientes com o objetivo de se "experimentar psicotrópicos, avaliar comparativamente os tratamentos e suprir os sistemas de classificação cômodos para as autoridades sanitárias e companhias de seguros norte-americanas".[285] Rapidamente, essas classificações se transformaram em ferramentas de pesquisa, transformando-se em "operadoras conceituais e normativas da psiquiatria".

Como exemplo disso, podemos recorrer à classificação da homossexualidade pelo DSM-III, categorizada, então, como doença. Logo a categoria, já normatizada, foi substituída, segundo Roudinesco por "homossexualidade egodistônica", classificando-a como uma entidade depressiva. Interessa-nos a

---

285 Cf. Gori e Del Volgo, 2008, p. 257.

Ricardo de Menezes Macedo

transcrição que Roudinesco faz da fala de Laurence Hartmann, ex-presidente da Associação Americana de Psiquiatria:

> Acho preferível não utilizar a palavra homossexual, que pode prejudicar a pessoa. A palavra depressão não cria problemas, nem tampouco neurose de angústia. [...] Utilizo as categorias mas [mais] vagas e mais genéricas, desde que sejam compatíveis com minha preocupação com a verdade. As companhias de seguros estão convenientemente informadas de que os rótulos diagnósticos que lhes são comunicados são suavizados pela [por] não prejudicar [prejudicarem] as pessoas.[286]

A classificação de sintomas como doenças, contribuiu, também, para a normalização das atitudes médicas quando diante dessas situações clínicas.

A expansão dos paradigmas atuais da saúde mental, dessa forma, favoreceu o aparecimento de uma "epidemia" de problemas do comportamento, aumentando, paralelamente, e no mesmo ritmo, o aparecimento de novas medicações no mercado farmacológico à disposição de todos. De tal forma que muitos chegaram a nos alertar[287] que estaria ocorrendo um movimento paradoxal na medicina, no sentido de os medicamentos estarem "fabricando" diagnósticos, ocorrendo uma manipulação da indústria farmacêutica responsável pela "invenção"[288] de doenças. Lembremo-nos que Illich e Clavreul já haviam antecipado a essa possibilidade na década de 1970.

As palavras podem parecer fortes. Mas quando observamos a banalização de certos diagnósticos como, por exemplo, a "Síndrome (ou desordem) do Pânico", ou a "depressão" percebe-se que vários dos sintomas que as caracterizam são observados, também, de forma isolada ou em conjunto, em outras entidades psíquicas e orgânicas.[289] Katon observa que, para o tratamento dos ataques de pânico e sua recorrência, as medidas de tratamento comportamental e medicamentoso têm efetividade semelhante embora, quando há sugestão de uso de medicamentos, ele reconheça que os inibidores seletivos da recaptação da serotonina, ou sigla em inglês de

---

286 Cf. Roudinesco, 2000, p. 50.
287 Cf. Jörg Blech, 2003 e Guy Hugnet, 2004.
288 Cf. Gori e Del Volgo, 2008, p. 249.
289 Cf. Hoffman, 2006.

serotonin-noradrenaline-reuptake inhibitors (SNRIs), são os medicamentos prioritariamente recomendados. O autor deixa claro sua relação com companhias farmacêuticas.[290] Em carta ao editor do *New England Journal or Medicine,* Irwin Hoffman[291], critica a ausência da hiperventilação entre os sintomas descritos por Katon. Podemos reconhecer que a hiperventilação é o sintoma frequente e recorrente na histeria, nas ansiedades, ou em vários outros distúrbios psíquicos. Como também o são todos os sintomas arrolados por Katon na chamada "Síndrome do Pânico".

Em contrapartida, tem-se notícia de que esse conjunto de sintomas que caracterizam os ataques de pânico ocorrem em 5% da população[292], e essa condição recebia outros nomes no passado com características muito semelhantes.

A confusão entre o normal e o patológico, especialmente no que tange às drogas psicotrópicas, passa por uma flexibilidade e amplitude tal, que se torna difícil saber a diferença entre uma prescrição terapêutica ou cosmética, de tal forma que o tratamento toma contornos de um fetiche.[293]

Porém, a grande preocupação desses autores é exatamente o controle exercido sobre as pessoas tanto pelo Estado Nação quanto pelo Estado Empresa, definindo sua normalidade, configurando sua "doença", padronizando-as dentro de uma ordem pública.

É sobre esse aspecto que recorremos à expressão "homem comportamental" de Elizabeth Roudinesco. A "sociedade depressiva" inserida no movimento de globalização econômica, evita pensar sobre culpa, ou no sentido de intimidade no qual ela se insere. Essa nova sociedade apenas "contabiliza os sucessos" desse homem. A psicanalista concorda com Foucault quando percebe que o homem doente torna-se "possuído por um sistema biopolítico", que dá forma ao seu pensamento.

De forma análoga, Gori e Del Volgo concordam que há uma "afinidade objetiva" entre essa "nova" psiquiatria e os valores sociais e políticos da economia de mercado que acabam por contribuir para a formação de uma ordem "neuroeconômica".

Por fim, sejam quais forem as razões ou influências, não se pode desconsiderar a interferência política e econômica sobre a prescrição de medicamentos, em especial os de uso psiquiátrico.

---

290 Cf. Katon, 2006.
291 Cf. Hoffman, 2006.
292 Cf. Roy-Byrne, 2006.
293 Cf. Gori e Del Volgo, 2008.

Assim, a relação entre indústria farmacêutica e médicos, tão discutida e criticada por Marcia Angell, como já vimos, é extremamente rica tanto na sutilidade das publicações quanto nas omissões quando os resultados não atendem as suas políticas de mercado. Os mecanismos são múltiplos: ampliando o conflito de interesses nas pesquisas biomédicas[294], interferindo nas pesquisas das instituições de ensino médico[295]; promovendo a publicação de manuscritos que não são de conhecimento dos autores, sem revelar, assim, possíveis relações com a indústria farmacêutica[296], apontando graves interferências econômicas sobre a ética médica[297] e ainda, nitidamente manipulando dados como na pesquisa com a droga rofecoxib[298], quando ao publicar a ineficácia dessa droga para o tratamento de doença de Alzheimer, foi omitido que o medicamento aumentava a mortalidade.

A medicalização sofre forte influência dos interesses da economia mundial. Permite assim, a classificação das pessoas segundo um ordenamento, uma normalização do sujeito, classificando como doença, ou anormalidade, as idiossincrasias, as singularidades do ser humano. Podemos usar, como exemplo, também as classificações de distúrbios da hiperatividade, imediatamente remontando a uma nova medicalização, a ritalina.

Ian Hacking nos ajuda a pensar sobre essa pós-modernidade que se ocupa em normatizar e classificar as pessoas, ordenando-as, de tal forma que as coisificam.[299] Ele elabora imperativos das ciências que classificam as pessoas. Para tanto, é necessário definir, contar, quantificar, medicalizar, normalizar, deslocar o conhecimento geral para a biomedicina, a genética, além de burocratizar as atitudes para, finalmente, tomar posse da identidade do sujeito, adestrando-o às normas contemporâneas. Há sempre a necessidade de criar classificações novas, definindo-as, ilustrando-as, para facilitar a compreensão.

Segundo Hacking, contar e correlacionar são imperativos originais da estatística. Se contar é um imperativo antigo, correlacionar é um ordenamento moderno. Transformar as qualidades em quantidade torna-se o imperativo de quantificação das qualidades. Podemos dizer que, nessa forma de pensar, só existe qualidade quando ela é quantificada.

---

294 Cf. Bekelman et al., 2003.
295 Cf. Campbell, et al., 2007.
296 Cf. Ross et al., 2008.
297 Cf. Keshavjee, 2004.
298 Cf. Deangelis e Fontanarosa, 2008., Psaty e Kronmal, 2008.
299 Cf. Hacking, 2001.

Renúncia à arte

A medicalização das pessoas, como já discutimos, é outro imperativo que implica outro seguinte, que é a normalização. Hacking se vale da ideia de um homem médio, em que se propõe que a distribuição das características humanas tenha uma estruturação de uma curva Gaussiana, em que a maior parte das características humanas, biológicas ou morais, é distribuída de acordo com uma curva de probabilidades. Deve-se, assim, para classificar o normal, encontrar a média, a norma, dos traços humanos, mas também a distribuição dos desvios em relação à norma. Contra a tese de Canguilhem estabelece-se que o que foge à norma é anormal, ou patológico.

Outro paradigma dessa modernidade tardia, segundo Hacking, é que se torna necessário encontrar a origem biológica das características, as perturbações e os comportamentos humanos. Por investigações bioquímicas ou neurológicas, tenta-se descobrir os fundamentos biológicos dos traços do caráter e o comportamento, sendo imperativo procurar a origem genética das características dos indivíduos.

Por fim, adaptem-se as classificações às necessidades administrativas; a identidade do sujeito torna-se posse do sistema predominante.

As críticas feitas aos médicos nos últimos trinta anos, ao contrário de nos fazer refletir, acabaram por provocar um processo de normalização de nossas condutas, condição que nos trouxe, em contrapartida, a um estado de redução do pensamento médico, para apenas ao que é quantificável. Podemos ver exemplos disso nos grandes tratados de medicina como o Cecil[300] e o Harrison[301], nos quais a cada edição reduzem a contextualização e a história das doenças, resumem o raciocínio clínico, e avolumam, em contrapartida, a quantidade de informações sobre a propedêutica e o tratamento. Sem dúvida essas informações nos são de grande valia. Mas não podemos lê-las sem um olhar crítico, sob o risco de, ao quantificarmos sempre nosso pensamento, nos dissociarmos do objeto da nossa profissão, o sujeito.

Mesmo vivendo, os médicos, o auge da sua experiência técnica, eles se vêm mergulhados em profunda insatisfação. Se a medicalização da sociedade contemporânea significasse maior poder e influência desses profissionais, seria estranho observarmos esse sentimento justamente na era

300 Cf. Goldman et al., 2008.
301 Cf. Falci et al., 2008.

da sua maior e mais íntima identificação para com o pensamento técnico-científico. Talvez, reféns da medicalização aspergida no ocidente como instrumento de biopoder, o médico e seu paciente se vejam isolados como sujeitos do seu tempo.

4.5.4 – O tempo, ferramenta para normalizar

Antes que iniciemos a discussão sobre o tempo como um instrumento para normalizar a prática médica, devemos recorrer a alguns conceitos introdutórios. As novas formas de intercessão do tempo junto ao trabalho no mundo contemporâneo são estudadas por Richard Sennett, em seu livro *A corrosão do caráter* de 2003. Observando trabalhadores (executivos) no Vale do Silício nos EUA, ele percebe que lá não falta trabalho, mas também, o emprego formal é escasso. As pessoas observadas pelo autor recebem altos salários, mas estão submetidas a uma vida profissional de curto prazo, e trabalham em uma mesma empresa por apenas alguns meses. Dessa forma, ganharam sentido as expressões como competitividade e flexibilização, cuja prática, como veremos adiante, concentra-se, em especial, nas forças que dobram, ou moldam as pessoas.

Sennett estuda a imposição das exigências de curto prazo sobre o caráter das pessoas, cujas perspectivas e relações – o amor, os amigos, a família, uma profissão, a arte – são de longo prazo. Dessa forma, Sennett percebe o movimento de empresários e jornalistas que enfatizam, exaustivamente, o mercado global e o uso das novas tecnologias, como características marcantes do capitalismo moderno. Nesse cenário, a frase "não há longo prazo" torna-se um epíteto. Os projetos de longo prazo, como o emprego, são substituídos pelas grandes empresas norte-americanas por "projetos" e "campos de trabalho". Segundo o autor, o que mais afeta as pessoas no trabalho contemporâneo não é apenas a transmissão de dados *high-tech*, ou a atuação global de mercados, ou o livre comércio, mas é a "dimensão do tempo" do novo capitalismo que afeta a vida emocional das pessoas fora do local de trabalho. "Não há longo prazo" significa que o comportamento do sujeito deve estar afeito às rápidas mudanças indicadas pelo mercado, modificações essas que não apontam para uma substância, ou para uma essência transformadora, mas atendem rapidamente às perspectivas de consumo do mundo liberal sem anteposição social. Ainda segundo Sennet, esse novo capitalismo proporciona um conflito entre o caráter e a experiência, no sentido de que relações mais duráveis são desestimuladas, na mesma medida em que não há estímulo à formulação de experiências que também demandam convivências de longo prazo.

Assim, como assinala Mark Granovetter, citado por Sennet, as instituições modernas pendem para relações que se caracterizam por laços fracos de relacionamento pessoal, contribuindo para associações passageiras, deixando pouco espaço para relações que propõem laços mais duradouros.

Após essa breve introdução sobre uma ideia da intercessão do tempo junto ao trabalho no seu sentido mais amplo, convém nos ater a intercessão do tempo no trabalho específico do médico. Creio que agora seja o momento de se fazer lembrar uma conferência na Sociedade Brasileira de Psicanálise em Belo Horizonte, quando o professor de medicina Luiz Otávio Savassi Rocha especulava com alguma dose de desapontamento, sem abdicar, contudo, de um certo bom humor: "Hoje o médico não se permite perguntar como está o doente, sob o risco de ele responder!".

Não há tempo para escutar. Várias pesquisas têm focado atenção no tempo da consulta médica.

Dessa forma, como já vimos, grande parte das queixas dos médicos se dá pela limitação de tempo para se dedicar ao paciente. Embora essas limitações estejam relacionadas com as regras impostas pelos sistemas de saúde, tanto privado quanto público, nota-se que as características dessas limitações são próprias da modernidade, como a administração do trabalho, a convivência com o risco, o medo, a insegurança. Situações essas que demandam considerável esforço na administração do tempo disponível para distribuí-lo entre essas atividades e ocupações.

Morrison comenta em um texto que no novo milênio os médicos atuam em oito frentes diferentes, e nelas ele deverá estar atento para a prática do seu trabalho: "ele é ao mesmo tempo o coletor de dados, o xamã, o conselheiro e preceptor dos clínicos, piloto do conhecimento, encarregado de procedimentos, diagnosticador, gerente médico, e especialista em garantia de qualidade".[302] São justamente essas observações que apareceram como queixas e limitações do trabalho médico.[303]

---

302 Cf. Morrison, 2000.
303 Cf. p. 67 a 77 deste livro.

Detalhes sobre a influência do tempo da entrevista entre o médico e seu paciente dão conta da importância desse tema na promoção da saúde. Beckman e Frankle[304] publicaram em instigante trabalho no qual analisaram o comportamento médico durante a consulta. Entre os anos de 1980 e 1982 foram gravadas 74 entrevistas médicas no serviço de Cuidados Primários de Medicina Interna da Universidade do Estado de Wayne, EUA. Em apenas 23% das entrevistas o paciente teve a oportunidade de completar o relato de sua queixa. Em 69% das visitas, o clínico interrompeu o relato do paciente por meio de questões específicas, influenciando no raciocínio ou no relato do paciente, no sentido de que finalizações ou interrupções prematuras durante a entrevista médica levaram a modificar o foco da informação relatada pelo paciente.

Os autores observaram ainda que o tempo médio de interrupção do relato do paciente pelo médico foi de 18 segundos, percebendo, com surpresa, que o curto tempo de fala do paciente sem interrupções ocorreu particularmente nas primeiras consultas. Em apenas uma entrevista entre 52 pacientes conseguiu-se atingir um relato integral das queixas do paciente, segundo a metodologia usada.

Sobre o tempo de uma consulta médica, foram observados aspectos de promoção de saúde entre consultas curtas de 7, 8 e 10 min.[305] Os resultados foram conclusivos em relação à melhor avaliação do paciente nas consultas de 10 min. No entanto, chama muito a atenção o fato de que nas primeiras consultas de 10 min., a pressão arterial, por exemplo, foi realizada em apenas 23,8% dos casos, a medida do peso do paciente foi realizada em apenas 6,9%. Ainda nessas consultas de 10 min., os questionamentos do médico sobre o hábito de fumar, uso de álcool e uma discussão sobre o peso foram anotadas, respectivamente, em 7,4, 3,3 e 2,5% dos atendimentos. No mesmo estudo, quando pacientes foram perguntados se o médico questionou sobre problemas de saúde passados, a resposta ocorreu em 40,8% nas consultas de 10 min. O estudo observou, comparando as consultas cuja média de tempo de duração em minutos variou entre 7,04; 7,16 e 8,25, que estas últimas contribuíam mais para uma performance clínica mais adequada. Os autores concluem que a diminuição do tempo da consulta é o fator que mais contribui para o risco de insucesso quanto à

---

304 Cf. Beckman e Frankle, 1984.
305 Cf. Wilson et al., 1992.

promoção da saúde. Não é sem razão que o subtítulo do artigo em questão é: *a minute makes a difference*. Não há um questionamento sobre o limite de tempo de 10 min. como ideal para uma consulta. Esse foi o tempo indicado para o estudo em questão.

Observa-se que a diminuição do tempo da consulta relaciona-se com menor satisfação do paciente[306] além de limitar a capacidade do clínico em empreender atitudes preventivas[307]. Morrison enfatiza que a duração da consulta é fortemente influenciada pelos seguros de saúde, afirmando que o sistema norte-americano *managed care* tem exercido um papel negativo sobre a quantidade e qualidade de tempo que os médicos dedicam ao seu paciente.

De forma semelhante, outras observações concluíram, ainda, que consultas realizadas em um ritmo acima de 3 ou 4 por hora, diminuem a satisfação do paciente, aumentam a taxa de retorno e contribuem para prescrições inapropriadas.[308]

Parece, também, não haver dúvidas quanto a necessidade de um maior tempo de consulta em relação a uma melhor abordagem de problemas psicossociais relatados pelos pacientes.[309] Mesmo em trabalhos que desaprovaram a associação entre o tempo de consulta com a qualidade do atendimento[310], houve nítido aumento no tempo das consultas que concluíram por diagnósticos de problemas psíquicos, quando comparado a outras consultas. Outros observaram que o aumento em 50% do tempo da consulta contribui para um aumento em 32% do reconhecimento de dificuldades psicológicas nos pacientes estudados.[311]

Observações sobre o comportamento de médicos na Austrália[312] confirmaram informações anteriores[313] que indicavam a existência de variações dependentes do estilo, tempo de formação e sexo do médico, além de características do paciente como idade, doenças crônicas e sexo, que ajudam a determinar o tempo da consulta. Como exemplo, uma consulta realizada por um generalista australiano do sexo feminino, graduado no

---

306 Cf. Morrel et al., 1989; Ridsdale, 1989; Dugdale, 1999; Arroyo, 2007.
307 Cf. Wilson e Childs, 2002; Yarnall et al., 2003.
308 Cf. Dugdale et al., 1999.
309 Cf. Hutton e Gunn, 2007.
310 Cf. Carr-Hill et al., 1998.
311 Cf. Stirling et al., 2001.
312 Cf. Britt et al., 2005.
313 Cf. Deveugele et al., 2002.

país, com idade acima de 65 anos e trabalhando em pequenas áreas rurais, destinaria, em média, 4,7 min. a mais em sua consulta do que um clínico do sexo masculino, mais jovem, graduado no exterior e trabalhando na região metropolitana da Austrália. Um maior tempo na consulta foi também despendido na condução de problemas específicos como questões sociais, psicológicas e problemas genitais femininos, além da condução de doenças crônicas e determinação de tratamentos clínicos.

Em um extenso debate realizado no Reino Unido sobre o tema envolvendo a duração das consultas no atendimento primário[314] constatou-se, também, que consultas de maior duração estão relacionadas com um melhor resultado para os pacientes. Além do mais, foi percebido que consultas da modernidade tendem a incluir pacientes com maior número de comorbidades, em especial doenças crônicas, em função do aumento da perspectiva de vida. Porém, existem dificuldades no sentido de se elaborar uma política que promova um aumento do tempo das consultas.

Se esse tempo é essencial, aumentar o acesso a ele não tem sido uma empresa fácil, pelo menos do ponto de vista coletivo. Uma combinação de fatores como um maior cuidado, mais opções terapêuticas ou diagnósticas, uma maior discussão e mais esclarecimento do doente, inevitavelmente levará a uma maior pressão sobre o tempo dedicado à consulta. As alternativas encontradas pelas administrações, tanto públicas quanto privadas para atender o crescente aumento da demanda, apontam para aumentar-se o número de consultas por médico. Consequentemente, o tempo a elas dedicado será menor.

Outro problema aventado pelos autores acima, em função da diminuição do tempo da consulta, é a perda da interpessoalidade. Vemos isso com frequência nos sistemas de pré-pagamento. Se um paciente se vê incentivado a procurar vários profissionais, vários especialistas, por exemplo, ocorre uma duplicação inevitável de histórias. Elas são contadas em partes, em fragmentos, e não no seu todo. Cada especialista escuta a parte que lhe cabe, a que lhe é mais bem entendida, a que está a seu alcance, levando-os a diagnósticos apressados, exames complementares sem fim. O paciente acaba por se ver na condição de ele mesmo ter que decidir sobre qual opinião deverá seguir. Perdido numa miríade de nomes, diagnósticos e incertezas, e sendo ele moderno, é bem possível que opte pela opinião

---

314 Cf. Freeman et al., 2002.

mais técnica, mais "científica", podemos dizer assim. Diante dos conflitos de opinião e sem um referencial confiável, o paciente caminha para a condição que alguns chamam de "perda da continuidade interpessoal", ou "longitudinal" caracterizada por múltiplas opiniões médicas em consultas curtas. Essa condição, adquirida ao longo desse longo périplo, bem que poderá ser entendida como uma característica moderna, como é observado por Sennet, uma condição solitária, delicadamente elaborada pela desestruturação contínua das relações de longo prazo.

Como pensam os psicanalistas, uma história contada não é necessariamente a expressão de uma realidade. Nesse contexto, interessa-nos sobremaneira a forma como foi construída essa realidade, repleta de simbolismos, confusões, enganos, nem sempre reais, mais impregnada de interpretações muito pessoais da realidade. Assim, o real do discurso reproduz a idealização de uma realidade. Esse é um processo repleto de singularidades, cujas angústias ou impressões do paciente necessariamente não são as mesmas reproduzidas em oportunidades diferentes, em consultas com especialistas ou clínicos com visões, momentos e percepções completamente distintas. A experiência nos diz que uma história nem sempre é a mesma história.

A medicina em todos os sentidos é uma relação de longo prazo. Desde o aprendizado até a elaboração de uma história pelo paciente, esses processos dependem da intercessão da cultura para a elaboração de um discurso, de uma história. Daí a sua singularidade, praticamente irreprodutível. O conhecimento pelo médico de uma característica do paciente e modificação dessa particularidade numa outra oportunidade, em determinadas situações, pode ser um sinal de alerta para o clínico.

Mas o que nos preocupa não é o tempo exato de uma consulta. Mas a intercessão do tempo, inibindo ou dificultando relações de longo prazo. Como já vimos, Anthony Giddens defendia que a vida social moderna se caracteriza por profundas formas de reorganização do tempo e espaço, deslocando as relações sociais de seus locais específicos, recombinando-as por meio de grandes distâncias temporais e no espaço.

O tempo moderno opera, assim, como uma potente ferramenta, contribuindo para condicionar pessoas dentro de um sistema cuja prioridade é a produção. Cidadãos transformam-se em consumidores, em usuários. A limitação do tempo tem fortes ligações com o sujeito moderno e, como vimos, para com a medicina. Nesse aspecto, não podemos negar que ele também implica modificações das relações entre médicos e pacientes. Por conseguinte, podemos pensar que os princípios da medicina, como a primazia do bem-estar e da autonomia do doente, como também a justiça social, devem estar submetidas às influências do tempo presente.

4.6 – O homem *medicalizado*

Como já vimos, a palavra medicalização ainda não consta dos dicionários de língua portuguesa. No entanto, a expressão tem se tornado universal.[315] Inicialmente, a medicalização foi compreendida como referência ao poder médico, como nas palavras de Jean Clavreul, referindo-se à primazia médica sobre o sujeito. Dessa forma, o termo medicalização foi introduzido no meio acadêmico e nas publicações médicas como "a expansão da autoridade médica para os domínios da existência cotidiana, promovida pelos médicos e era, consequentemente, uma força a ser rejeitada em nome de específicas categorias de libertação".[316] Assim, a palavra significa a compreensão e a abordagem do sofrimento humano por meio do pensamento biomédico, lógica essa que sustenta a própria razão pós-moderna.

Se Illich pensava que uma maior participação da população quanto à medicalização traria mais benefícios, promovendo assim uma (des)profissionalização dessa escolha, não parece que isso correu. Se por um lado os médicos eram os únicos com o poder de prescrição, por outro lado, considerando os EUA pelo menos, as propagandas dirigidas ao consumidor onipresente, instruem pacientes a demandar por drogas por meio do seu nome de marca, de laboratório comercial, criando, desse modo, uma relação direta entre o consumidor e a empresa farmacêutica que ameaça excluir o médico dessa relação.[317] Se isso é a (des)profissionalização como pretendia Illich, os mecanismos de mercado, se valendo dessa intenção, acabaram por criar um novo caminho, sem rigorosamente necessitar do médico, que amplia sobremaneira o espectro de ação da indústria farmacêutica. Da intenção democrática de acesso a todos, caiu-se no totalitarismo de mercado.

---

315 Cf. p. 62 deste livro.
316 Cf. Metzl e Herzig, 2007.
317 Cf. Ibidem.

Já discutimos anteriormente quanto à biopolítica, que Foucault já previa que esse processo de *"(des)medicalização"*, ou seja, o escape da medicalização da órbita médica, sustentada pelo pensamento mais ortodoxo, poderia produzir, paradoxalmente, um agravamento da própria medicalização.

Fruto desse processo, o papel dos pacientes tem também se modificado. Se nos anos 1970 os pacientes eram vistos como vítimas do processo de medicalização, eles agora ocupam posições ativas no chamado mercado, agindo como advogados, consumidores e "agentes de mudança". Como os conceitos da modernidade não são parâmetros exclusivos de quem tem o poder de medicar, um duplo e perverso papel reservado aos pacientes se apresenta como novidade na pós-modernidade, ele é ao mesmo tempo vítima e promotor da medicalização; antes restrita aos médicos, ela agora é aspergida a todos pelas leis de mercado. Como bem assegurou Touraine, o mundo atual aceita, acolhe a ideia de modernidade.

Nesse crescente processo de medicalização, "os pacientes não têm para onde ir".[318] Na perspectiva de uma maior participação nas decisões individuais sobre sua saúde, os pacientes acabam por se ver, inconscientemente, presos ao processo de medicalização no qual apenas os médicos eram os responsáveis nos anos 1970. E, convenhamos, isso já era alvo de severas críticas à época. Embora alguns percebam os riscos da medicalização moderna, reconhece-se de certa forma que um retorno ao "autoritário paternalismo" diagnosticado por Illich "é simplesmente impossível". [319] Iniciativas políticas de pacientes e médicos engajados em reformas políticas nos últimos trinta anos resultaram em monumentais modificações na prática da medicina. Podemos citar a legalização ou a descriminalização do aborto, a *desospitalização* psiquiátrica, o acesso a informações sobre saúde, entre alguns exemplos. No entanto, esse processo não ocorreu sem suas implicações econômicas e consequente acumulação de capital.

Não podemos abdicar da impressão na qual a expressão "usuário", extremamente utilizada e categorizada pelo poder público no Brasil, não é isenta de uma ideologia de mercado.

Mas se estudarmos com cuidado, o processo de medicalização tem uma raiz indelével na cultura ocidental, e o recurso da retórica médica para alcançar o sujeito não é um processo recente, moderno propriamente dito.

---

318 Cf. Tomes, 2007.
319 Cf. Ibidem, 2007.

Galeno (131-200 d.C.), ao se ocupar em tratar uma viúva que sofria de múltiplos problemas histéricos, introduziu a sugestão de como a medicina, ilusoriamente, já se pretendia estabelecer como ciência. Os sintomas da mulher desapareciam após o tratamento prescrito pelo médico grego. A terapia consistia na aplicação de substâncias quentes sobre o órgão genital acompanhado de manipulação digital. O que Galeno procede é a masturbação de sua paciente para curar o seu mal, ou seja, o médico recorre à medicina para levar sua paciente ao orgasmo. Ele escreveu:

> Em parte pelo calor destes remédios e parte pelo contato que a medicação promove nos órgãos genitais, ela sobrevive às dificuldades acompanhadas de dor e prazer, semelhantes às sensações que experimentamos durante o coito e pela qual ela recebe um esperma espesso e abundante: ela foi agora libertada do mal que sentia.[320]

Já comentamos também que no ano IX da Revolução Francesa, Bacher[321] pensava que a ampla divulgação e responsabilização do cidadão para com sua saúde era um caráter fundamental para a consideração política da medicina: "Como se não bastasse a implantação pelos médicos, pede-se que a consciência de cada indivíduo esteja medicamente alerta".

O ponto central de nossa discussão não é exatamente um possível alcance "democrático" do processo de popularização da medicalização, mas sim permitir uma análise das causas e consequências desse processo sobre os médicos e a sociedade como um todo. De forma nítida, pode-se perceber que as críticas aos médicos, por um lado, contribuíram para a *desprofissionalização* da medicina, uma vez que, nos tempos atuais, "o poder dos médicos está confinado pela sombra da lei, pelo instrumento da bioética, pela medicina baseada em evidências, e pelas demandas dos pacientes para que seja respeitada sua autonomia, que seus direitos à saúde sejam satisfeitos, e seus prejuízos compensados".[322]

Entretanto, podemos notar que as críticas iniciadas por Illich, ainda que focadas sobre os médicos, transformaram-se, ao longo de três décadas, em métodos e argumentos das companhias farmacêuticas para aumentar seu mercado e lucro.

---

320 Cf. Gori e Del Volgo, 2005, p. 215.
321 Cf. Capítulo sobre críticas aos médicos, página 65.
322 Cf. Nikolas Rose, 2007.

A tese de Foucault sobre o biopoder nos é de grande utilidade para o entendimento da função da medicalização no mundo pós-moderno. Como vimos no capítulo sobre o tema, a medicina talvez tenha sido a primeira categoria que identificou o indivíduo como objeto de conhecimento, compreendido, mais tarde como objeto da razão científica. Ela também contribuiu para a criação de novas formas de governar as pessoas, tanto do ponto de vista individual quanto coletivamente. A aliança tácita entre médicos e autoridades políticas construíram estruturas que normatizaram formas de viver, seja minimizando a doença, prevenindo-a, ou promovendo ações coletivas de saúde.

É óbvio que esse processo não se deu em linha reta, trazendo sempre benefícios para todos. Nesse aspecto, as críticas e preocupações de Ivan Illich foram de fundamental importância para a nossa época. A medicina não é uma essência epistemológica, política ou patriarcal no sentido de ser um único modelo médico, ou de promover o controle social, ou mesmo com funções de estabelecer normas para o corpo do sujeito. Não funciona como um única entidade, mas é inegável a influência que ela exerce sobre as pessoas na vida cotidiana e sobre as formas políticas de intervenção na sociedade.[323]

Por meio da medicina e sua prática de incontestável influência, podemos observar o que se passa na sociedade como um todo, e com os médicos em particular.

Tomemos como exemplo uma política empreendida pela prefeitura da cidade de Belo Horizonte, Minas Gerais, a partir do ano de 1996. Pressionada pela demanda de pacientes instituiu o mecanismo de atendimento denominado de *acolhimento*. Seu sentido, não precisamos detalhar, está inscrito no nome. Sua proposta seria a de "dar voz aos que não têm voz, de incluir os excluídos".[324] Nenhum paciente ficaria sem ser atendido na atenção primária. Autorizaram-se equipes de paramédicos, ligados ao Programa de Saúde da Família (PSF) a acolher os pacientes com disfunções aparentemente simples, supostamente ao alcance do profissional não médico. Dessa forma, abrir as portas do sistema de saúde municipal era imprescindível para garantir-se a universalidade do sistema.

---

323 Cf. Nikolas Rose, 2007.
324 Cf. Moreira, 2006, p. 7.

Identificada com as críticas aos médicos iniciada nos anos 1970, a Secretaria Municipal de Saúde de Belo Horizonte (SMSA/PBH) percebia que a escuta dos doentes carecia de qualificação adequada. Um dos objetivos a serem atingidos, segundo diretrizes da SMSA/PBH seria a "expressão de escuta qualificada, relação cidadã e humanizada, bem como encaminhamento adequado para resolução das demandas identificadas".[325]

Pretendia-se, dessa forma, alcançar maior autonomia para o profissional de saúde envolvido no sistema já que, segundo a SMSA/PBH, o trabalhador da saúde é impedido de ver o resultado final de seu trabalho, não se responsabilizando, assim, pela intervenção terapêutica. O processo de acolhimento tentaria valorizar esse profissional dando-lhe mais "autonomia".

Porém, tal sistema não escapou às regras da modernidade que tentava subverter, ultimando por desenvolver "formas ritualizadas que passam distante de sua semântica e conceituação".[326] Isso se deu de tal forma que o processo final acabou por desfigurar a autonomia dos próprios profissionais da saúde, levando-os a um processo de "ritualização" do atendimento, de normatização das condutas segundo normas ainda médicas. Ainda que instituído sob uma orientação de crítica aos médicos, os profissionais não médicos assumiram, incorporaram a linguagem de seu tempo, e reproduziram aquilo que criticavam: o discurso biomédico, científico, tecnológico.

Dessa forma, o que se viu já havia sido vaticinado por Foucault. Ao contrário do pretendido, e sem uma reflexão do que significava a medicalização no seu sentido amplo, pouca importância foi dada ao peso do discurso médico enquanto característica da pós-modernidade e não uma propriedade de uma única categoria profissional. Jean Clavreul insistia que o discurso médico "não se sustenta senão por sua objetividade, sua cientificidade, que é seu imperativo metodológico".[327] Um pouco mais à frente no seu livro *A ordem médica,* o autor insiste que o discurso médico não reconhece outro discurso, ele *é* o discurso. A substituição das lutas emancipatórias pelo retorno (ou permanência) das lutas de interesse[328] deve ter exercido alguma influência na despolitização da própria política. Assim, ao crer-se que o discurso biomédico era de possessão apenas do médico, cometeu-se o engano de tentar extinguir as mazelas da medicalização expropriando-a do médico, como se a

---

325 Cf. Ibidem, p. 9.
326 Cf. Ibidem, p. 10.
327 Cf. Clavreul, 1983, p. 30.
328 Cf. Kurz, 2009.

vida ou a política se desse como numa "regra de três". Ao fim desse processo, abriu-se um amplo campo para a medicalização como prática ao alcance de vários setores além daqueles antes restritos aos médicos, como enfermeiros, psicólogos, fisioterapeutas, agentes comunitários de saúde etc.

Embora o objetivo do acolhimento fosse garantir o acesso e qualificar a escuta nas Unidades de Atenção Primária do SUS em Belo Horizonte, o processo acabou por retomar ritos de atendimento observados anteriormente à implantação do sistema. Embora a ideia do processo fosse o acesso ao atendimento e uma escuta mais qualificada, o que ocorreu foi o atendimento prioritário das demandas do poder, no caso, o município. Em substituição à pobreza da escuta médica, instituiu-se a miséria da escuta feita pelo Estado, feita em consultórios de portas abertas franqueadas aos ouvidos atentos dos corredores, como se a intimidade do sujeito fosse algo público, escancarada e exposta à curiosidade "democrática" de todos os "usuários" e profissionais do sistema.

Se grandes mudanças estruturais não ocorreram, não é de todo estranho, também, que as filas nos postos de saúde que atraíam a curiosidade mórbida da imprensa, em grande parte desaparecessem. As consultas que passam pelo sistema de acolhimento e não são classificadas como casos agudos são contabilizadas como atendimentos realizados. Caso haja uma demanda por um especialista, os pacientes esperam uma convocação ao telefone para essa consulta, aliviando o poder público do constrangimento político de ver seus eleitores sucumbindo nas filas sob o olhar das câmeras de TV. As filas tornaram-se virtuais, eletrônicas, de tal forma que não chamam mais a atenção da mídia. Não temos acesso aos dados sobre morbidade e mortalidade entre esses pacientes que aguardam um chamado para uma consulta ou exame. É de se supor que, caso venham a falecer em casa, provavelmente sua morte será classificada como "natural", e não como "falta de atendimento".

Mas se os médicos estavam sob suspeição, o que podemos dizer dos críticos aos médicos? Incapazes de compreender a distinção entre o poder do discurso médico e a contingência de seu principal protagonista – o médico –, os críticos aos médicos acabaram por ajudar a promover uma ampliação da medicalização, não apenas autorizando não médicos a prescreverem drogas, mas se referenciando à doença e ao doente na forma como é assumida pelos médicos, apontando para soluções sustentadas apenas mediante o discurso biomédico.

O processo de medicalização ganha terreno na prescrição de mais drogas, mais exames, sem qualquer atenção ao chamado parâmetro científico, mas por intermédio do predomínio do discurso médico, sustentam-se essas decisões como sendo de base científica. As distinções entre o normal e o patológico, como descreveu Canghilhem, pouco importam dada a avalanche imperativa do discurso tecnológico.

Nos capítulos sobre a norma médica e sobre a experiência, pudemos ver que o rigor dos parâmetros científicos não são, necessariamente, a essência da tomada de decisão médica. Ele autoriza esse discurso pelo uso do específico, do moderno, daquilo que é aceito pela norma contemporânea.

Em que pese a intenção de acesso à saúde, o que pode ter ocorrido é a ampliação do espectro do mercado farmacêutico sob a égide de um sistema apressadamente interpretado como "democrático".

4.7 – O "teocientificismo" (ou a medicina baseada na fé)

"O espírito cativo não assume uma posição por esta ou aquela razão, mas por hábito; ele é cristão, por exemplo, não por ter conhecido as diversas religiões e ter escolhido entre elas; ele é inglês, não por haver se decidido pela Inglaterra, mas deparou com o cristianismo e o modo de ser inglês e os adotou sem razões, como alguém que, nascendo numa região vinícola, torna-se bebedor de vinho. Mais tarde, já cristão e inglês, talvez tenha encontrado algumas razões em prol do seu hábito; podemos desbancar essas razões, mas não o desbancaremos na sua posição. Se obrigamos um espírito cativo a apresentar suas razões contra a bigamia, por exemplo, veremos se seu santo zelo pela monogamia é baseado em razões ou no hábito. Habituar-se a princípios intelectuais sem razões é algo que chamamos de fé".

Origem da Fé (p. 226), *Humano, demasiado humano*.
Friedrich Nietzsche

A partir dos anos em que o método científico se tornou a bússola da medicina, o contato com a técnica e o saber sobre a técnica, se transformam no paradigma, sobrepondo-se à experiência, ao sujeito. Nos anos 1980 até o presente, paulatinamente as revistas médicas deixaram de ser apenas uma referência para o médico e tornaram-se espelho do próprio conhecimento, e esses profissionais deixaram de as consultar como uma sugestão, mas como uma bíblia na qual as tomadas de decisões foram, paulatinamente, deixando o campo da ciência para ocupar um espaço de certa forma religioso.

Há menos de uma década, no meio acadêmico, ver um médico com uma revista de excelência debaixo do braço era sinônimo de *status* e de evidente acesso privilegiado ao conhecimento médico. Lembremos que há pouco menos de dez anos o acesso a essas revistas não era fácil. Primeiro, em especial, nos países mais pobres, o custo de uma única revista era alto, cerca de 180, 200 dólares anuais, uma única revista.

Segundo, a consulta a um artigo destas revistas em uma boa biblioteca era um esforço que demandava tempo e muita paciência. Lembremos que para acharmos um artigo teríamos de consultar o *Index medicus*® [ou *Cumulated index medicus* (IM/CIM)], uma enorme coleção de 45 volumes que acumulavam o conhecimento médico publicado entre os anos de 1960 até 2004. Procurávamos o artigo pelo nome do autor, depois ano, depois achávamos a revista onde foi publicado, iríamos procurar o periódico caso ele pertencesse à coleção da biblioteca, e depois, o líamos, ou então tirávamos uma cópia – um *xerox* – para ler mais tarde ou distribuir para alunos, assistentes.

Esse roteiro, para quem o percorria com frequência, era de uma peregrinação tal, que classificava inexoravelmente quem o percorria como um conhecedor e estudioso da medicina, além de médico é claro. Nos grandes hospitais com residência médica, de formação técnica ou científica reconhecidas, era habitual a performance desses preceptores dizendo – ao balançarem os artigos no ar com as mãos – *li tal opinião em tal artigo, página tal, canto tal*.

Isso inspirava uma tal sedução – certamente compreensível – naqueles que não dominavam a língua inglesa, ou não tinham tempo, hábito, recursos econômicos ou mesmo curiosidade, que a simples citação de um texto reafirmava a condição do citador de fiel conhecedor do tema.

De tal forma que a réstia de tempo que sobrava à atividade médica era – e ainda é – de tal forma reduzida, que com o tempo essas citações foram tomando a forma de verdade absoluta. Lembro-me de um artigo de 1982 cujo título é *"De Galeno à Xerox": A referência autoritária na medicina*[329].

---

329 Cf. Fitzgerald, Faith T., 1982.

Naquela época o autor, professor de medicina, se perguntava o porque de a literatura publicada ser aceita como uma verdade "sacrossanta" ao invés de ser um estímulo a uma reflexão sobre o que está escrito. Ele se propôs, então, a uma simples experiência: distribuiu um artigo para um grupo de nove, os residentes do 3º ano, e dois alunos do internato sobre as alterações hematológicas no paciente diabético, tomando o cuidado de substituir a seção de "Material e Métodos" por uma outra de um artigo completamente distinto que falava sobre um tratamento cirúrgico, a criohipofisectomia, no paciente diabético. Para tanto, usou uma simples fotocópia atestando que o artigo havia sido publicado em uma respeitada revista médica. Após alguns dias, três afirmaram que não leram, e os outros sete aceitaram como verdadeiras as conclusões do artigo falso, sem se importarem com o método utilizado. Apenas um percebeu que havia algo de grosseiramente errado.

Este, de forma alguma é um exemplo isolado. Uma conclusão descrita de forma enfática e publicada numa revista de renome, frequentemente, sobrepõe-se ao seu conteúdo. Enquanto o acesso ao conhecimento médico no passado recente pressupunha, além de uma maior dedicação ao estudo, certa simbologia, um prestígio econômico e uma condição de tempo e abdicação que a prática médica não permitia à maior parte dos médicos. Ou o profissional era dedicado a essa função – certamente uma minoria – ou esse profissional se fazia gravitar por uma série de outros que acreditavam na sua opinião e *expertise* e, a partir disso, tomavam suas decisões.

Isso sem contar que já àquela época havia milhares de artigos anuais, de revistas, seria impossível ter acesso e conhecimento de todos. Daí que os grupos de revista, estudos nos quais várias pessoas apresentavam aos colegas o que havia sido lido, tinham muita importância.

Como vimos nos capítulos precedentes, todo esse processo era também influenciado por resultados de pesquisa mal-formulados, quando não falsos, ou capciosos, onde havia não apenas erros metodológicos, mas fragilidades próprias da ciência, conflitos de interesse, e mesmo muita má-fé. Lembremo-nos de que a publicação de artigos, transformou-se em moeda corrente nas universidades do mundo ocidental. A preocupação em publicar numerosos artigos, ainda que sem a menor importância ou critérios verdadeiramente científicos, tornou-se o ícone que premia ou despreza um serviço de pós-graduação. A importância científica, caso haja, tornou-se uma mera consequência, quando não um acaso, não o objeto em si. Os autores

Luiz Oswaldo Rodrigues e Nilton Resende, nominam este fenômeno de "Obesidade Científica"[330], no qual observa que pesquisadores que produziram trabalhos que realmente tiveram relevância – como os ganhadores de prêmios Nobel – publicaram muito poucos trabalhos.

Decifrar esse emaranhado de conhecimentos e armadilhas, podemos dizer assim, era, e podemos dizer que ainda é, um exercício hercúleo, para muito poucos.

Mas ao contrário, ou além do que profetizavam os filmes e as críticas à modernidade, ocorreu um fenômeno ainda mais bizarro do que se pensava. Para mais além do fato de a arte médica ter se submetido à lógica racional, dos números, dos resultados, desprezados os sujeitos dessa relação, ocorreu uma tal banalização do acesso a essa técnica que ela deixa de ser, hoje, na pós-modernidade, um ícone do conhecimento, embora permaneça em nosso meio o irresistível *glamour* pela citação interminável de artigos.

Podemos hoje consultar um artigo a partir de um lugar extremamente remoto, seja por meio de um computador portátil ou de um *smartphone*, sem recorrer ao *Index medicus*, sem tirar cópias, sem subir e descer escadas, sem uma gota de suor e num tempo extremamente rápido. A internet, ou o acesso *on-line*, nos proporcionou isso. Porém, essa pletora de informações e imediatismo, essa supersaturação de informação banalizou o próprio conhecimento de tal forma que ter acesso a ele deixa de ser o grande destaque da medicina prática, já que todos teriam acesso a essa informação. Isso não quer dizer que ela perdeu importância, não é isso. Usamos esse instrumento eletrônico com enormes ganhos para a prática médica; e são muito bem-vindos. Mas esse tempo no qual o acesso a ela era um destaque especial, podemos dizer, está superado. Os médicos guardarão esse novo costume como norma na sua vida prática. Mas se os médicos ainda hoje se sentem destacados por esse acesso e se vangloriam ao dizê-lo, isso não é uma expressão de sua *expertise*, mas um sintoma de seu declínio, entregues, como que encantados, a falsas verdades tão instantâneas quanto fugazes, remetendo-os à condição dos antigos *idiótes*, acreditando se tratarem de augustos *demiurgos*, no entanto *idiótes* pós-modernos abarrotados de informações ora úteis, mas por vezes desastrosas ao paciente. Esse novo sujeito transitaria num espaço ainda sem nome, um *Idiótes hiperinformado* e um *demiurgo instrumentalizado*.

---

330 Cf. Rodrigues, L. O. e Resende, Nilton.. 2010.

Essa pletora e facilidade de informações culminaram com dois grandes acontecimentos. Por um lado, o aprofundamento da transformação da opinião de um artigo em assertiva religiosa. Ainda não conseguimos distinguir ou analisar o que se lê. Por outro, a saturação e facilidade de acesso nos impulsiona – ou deveria impulsionar – para um estágio mais avançado do julgamento médico, e não uma repetição, como a cena de Chaplin na linha de produção em *O Tempos modernos*, daquilo que imaginamos ser a verdade, corporificada pelos *guidelines*, que se imaginam serem o auge e o fim da razão científica, quando poucos deles têm esse *status*.

Assim, os médicos modernos ou não têm compreensão do que leem ou não leem o bastante para compreenderem. Ficam reféns dos fragmentos colhidos ora pela força de impacto de uma opinião publicada, ora por uma experiência pessoal desgarrada de fundamento científico. Ambos podem ser igualmente desastrosos.

Creiamos que um elemento fundamental para o discernimento desse processo seria a observação, o conhecimento do sujeito como um todo, tanto do ponto de vista subjetivo quanto objetivo.

Mas não são esses elementos justamente aqueles que não têm valor no mundo contemporâneo? Como os médicos e seus pacientes caíram nessa armadilha? Como sairão? Os princípios da medicina são os que norteiam os médicos e seus pacientes na atualidade?

Vejamos algumas situações práticas a respeito disso.

Lundberg, editor da revista eletrônica *Medscape*[331], comenta que um colega iria participar de um debate com um opositor da "medicina baseada em evidências (EBM)". O médico lhe perguntava sobre algumas boas referências sobre o tema. O editor comenta que o método de trabalhos randômicos em números suficientes e controlados têm poder estatístico de "um padrão ouro". Lundberg reconhece que nem todas as intervenções são propriamente estudadas, e diz: "os clínicos, de qualquer forma, têm que tomar uma decisão".

Lundberg considera que a pura oposição a EBM é pura FBM (*faith-based medicine*), ou seja, a medicina baseada na fé. Ele se refere à citação bíblica em Ebreus 11.1: "Ora, a fé é o firme fundamento das coisas que se esperam, e a prova das coisas que não se veem [vêem]". O editor comenta que isso poderia valer para o primeiro século da era cristã, "mas em 2004, quando há evidência, eu uso esta base para meu trabalho".

---

331 Cf. Lundberg, 2004.

Sem dúvida, quando há evidências, esse método é sensível o bastante para auxiliar os médicos. A experiência nos diz que nem sempre temos evidências o suficiente. O método científico reduz, de certa forma, a experiência à evidência, sendo, portanto, um fragmento cujo quebra-cabeças o médico terá de elucidar se valendo das evidências, mas não apenas delas. Mas um pouco mais além: as evidências publicadas têm mesmo esse *status*? Ou ainda, caso o estudo minucioso de um *paper* não conclua para as evidências que ele sugere, e ainda assim nós as seguimos, não estamos, também, diante de outra forma de fé? Se assim for, qual a sua origem?

Nos capítulos anteriores, discutimos que por razões de método, de mercado ou mesmo de interpretação, essas evidências nem sempre clareiam as incertezas tão próprias à medicina.

Vimos que estamos numa época em que a razão calculada, assentada no raciocínio biomédico e na ciência, é o paradigma predominante.[332]

Em uma discussão com alunos do 8° período do curso médico no ciclo ambulatorial da Faculdade de Medicina da UFMG, perguntei qual o aspecto radiológico do tórax (Rx de tórax) mais comumente encontrado em pessoas acometidas agudamente de embolia pulmonar. Minha opinião era de que nessa condição clínica, Rx de tórax considerado "normal" era o mais comumente encontrado. Imediatamente os alunos sacaram seus *palmtops*, acessaram o *UpToDate*[333] e disseram que o Rx "normal" ocorria em apenas 12% dos casos. O debate que se seguiu foi acalorado. Afinal, o *UpToDate* é sinônimo de conhecimento atualizado, o nome já diz tudo. Outros autores[334] relatam que o estudo radiológico do tórax é anormal, ou considerado alterado, em apenas 25% dos casos de embolia, concordando com minha impressão.

Mas o que chama a atenção nesse caso não é apenas a experiência do clínico colocada à prova. É possível que com essa forma de acesso instantâneo, crie-se uma cultura e, com o passar do tempo, uma "experiência" só alcançada pela informação imediata, eletrônica. É provável que a diferença de achados se dê tanto pela interpretação dos dados quanto pelo método

---

332 Cf. Santos, 2004.

333 *UpToDate*: publicação de busca eletrônica, criada em 1992, composta de mais de 4.000 autores, editores e revisores. É utilizada em mais de 145 países e suas recomendações são obtidas pelo método da medicina baseada em evidências. Disponível em: <www.uptudate.com>. Acesso em: 04 jun. 2009.

334 Autor do capítulo de "Embolia pulmonar" do livro *Tratado de doenças cardiovasculares*, 7.ed, Braunwald, 2006.

empregado nas opiniões. Ao procurarmos a origem da informação, vimos que a referência utilizada pelo *UpToDate* é de uma análise comparada de 117 pacientes realizada por especialistas. Provavelmente, esses responderam a quesitos prédeterminados, ou semiestruturados, próprios para um trabalho científico e, também, realizados após o diagnóstico da fase aguda.[335] Entretanto, há muito já se sabe que o tratamento imediato diminui substancialmente a mortalidade[336] e que, na prática, quem opera esse diagnóstico é o clínico de plantão na emergência. Para esse último, um Rx normal em um paciente com suspeita de embolia pulmonar é de grande valia, afasta outras causas onde a evidência de alterações é mais frequente, como uma pneumonia bacteriana, um pneumotórax, por exemplo. A normalidade para um clínico não significa um vazio, um lugar que nada diz, mas uma informação valiosa.

Esse episódio me fez lembrar imediatamente de frequentes situações semelhantes. Alunos e colegas nos dizem constantemente: Está escrito em determinado artigo de certa revista; o cateter de *swan-ganz* "disse" se tratar de um diagnóstico de choque séptico; a tomografia computadorizada, o ultrassom, ou mesmo algum especialista de respeito "dizem" tal afirmação. Elas são tomadas como verdade, imediatamente.

Isso pode se dever a várias situações. A inexperiência, que nos remete imediatamente a procurar pela impressão de alguém mais destacado no conhecimento em questão, ou na acurácia de um determinado equipamento. Entretanto, o que chama a atenção no meio acadêmico é verdade implícita quando é publicada. É claro que devemos ter uma referência técnica para nossas atitudes. Afinal, ao contrário do argumento de Bruno Latour, todos nos achamos – nós, os médicos – modernos. Mas o motivo pelo qual essas referências se tornam verdades, na prática e em momentos específicos de tomada de decisão, é o sentido de nossa discussão.

Podemos pensar, ainda, que as decisões rápidas nas urgências, caso dependam de informações imediatas nos sítios eletrônicos de busca, não poderão contar com um estudo da metodologia utilizada para se chegar àquela conclusão. Nós utilizamos essas informações para sabermos informações imediatas, como doses de medicamento, o melhor tratamento, os exames mais indicados.

---

335 Cf. Stein et al., 1991.
336 Cf. Deykin, 1981.

Mas o fato é que esse tipo de informação rápida e de fontes confiáveis – revistas de impacto, como se diz –, tem se tornado a norma não apenas nos serviços de urgência, mas na clínica em geral. A cada dia amplia-se o uso de *palms*, manuais, *guidelines*, manuais baseados em *guidelines*. Isso parece ser uma característica do que podemos chamar de modernidade e, repito, nos são muito úteis para informações imediatas. Mas o que intriga é o uso dessas ferramentas como fonte de estudo, sem a compreensão dos passos que se seguiram até àquela conclusão. Lido assim, em fragmentos de texto, uma impressão parcial ganha qualidade de uma verdade inquestionável.

Para refletirmos sobre o pensamento médico normatizado na contemporaneidade, pensemos no tratamento das pneumonias adquiridas na comunidade (PAC) ou no que chamamos simplesmente de pneumonias comunitárias. Esse não é um exemplo aleatório, pego ao acaso. Afinal, há cerca de 4 milhões de casos anualmente registrados nos EUA, provocando um milhão de internações anuais.[337] Podemos imaginar, também, que a tradução do tratamento das pneumonias comunitárias no Brasil tenha se dado pela força que as revistas chamadas de "impacto" exercem sobre nossa forma de agir. Mas o tempo, ou a crença nessas instituições nos faz tomar atitudes que influenciam enormemente nossos alunos, os médicos como um todo.

Observemos, então, a evolução da forma de se pensar o tratamento das pneumonias comunitárias nas últimas duas décadas, tanto no Brasil quanto em grande parte do mundo ocidental. As conclusões a que se chegam nos tempos atuais, como veremos, não parecem ser fruto, apenas, de uma interpretação parcial dos trabalhos científicos. Afinal, não podemos desconsiderar a imposição das normas prevalentes na atualidade como condicionantes da interpretação médica sobre a própria ciência e o cálculo estatístico.

Até o início dos anos 1990, a decisão sobre qual era o tratamento indicado para as pneumonias contraídas na comunidade tinham como base o raciocínio clínico.[338] Até aquela época dividíamos as pneumonias entre aquelas chamadas de típicas e as atípicas. Isso facilitava a escolha do tratamento. Em resumo, as pneumonias que começavam de forma abrupta, febre alta, dor ao respirar, sendo acompanhadas de catarro amarelado, perda do apetite, e ainda, quando solicitados exames complementares simples como

---

337 Cf. Halm e Teirstein, 2002.
338 Cf. Pedroso, et al., 1993, p. 829-46.

o Rx de tórax, esperava-se uma imagem de condensação. Nessa situação haveria, também, aumento dos leucócitos no exame do sangue periférico. Essa clínica nos dava a indicação de que os prováveis germes responsáveis pelo quadro eram os *Streptococos pneumoniae* (de longe o mais frequente), seguido de *Haemophilus influenzae*. O conjunto desses dois microrganismos, quando tratados com penicilina, levavam a resultados bem satisfatórios quanto à morbidade e à mortalidade. Na clínica, chamamos de "ótimo resultado" quando alcançamos sucesso em cerca de 95% dos casos. Os 5% restantes são os que não evoluem bem e merecem uma vigilância mais estrita para se pensar em mudança de tratamento. Exigem, portanto, uma aproximação, uma vigilância dos médicos junto ao doente, atitude que obriga a observação, e que custa tempo, justamente essa "incômoda" e restrita indispensabilidade rejeitada pela norma contemporânea, o tempo.

Os outros germes que poderiam levar à pneumonia típica contraída na comunidade são incomuns, aparecendo em pacientes mais idosos que apresentam outras doenças, ainda que não reveladas pela clínica. São as bactérias gram negativas, os anaeróbios, o *Staphylococos aureus* e em especial a *Legionella pneumophila*. Ou seja, quando usávamos uma penicilina, nosso desafio era a possibilidade de se tratar de uma *Legionella pneumophila*, devido a potencialidade de danos graves ao paciente, sendo que este microrganismo não é susceptível à penicilina. Mesmo nessa situação, parece que a ampliação do espectro dos antibióticos não redundava em diminuição da mortalidade, mantendo-a nos mesmos níveis entre 1 a 5% observados na publicação científica de 1993, como veremos logo adiante.[339] O insucesso nem sempre se deve à ampliação da antibioticoterapia, dele faz parte o que chamamos de "área de incerteza".

Quando a pneumonia, ao contrário, apresentava um início lento, insidioso, com pouca tosse, sem escarro, sem dor para respirar, ou ainda, sem leucocitose ao exame de sangue ou imagens de condensação nos pulmões ao Rx, considerávamos que se tratava de uma pneumonia atípica. Essas são, mormente, causadas por vírus, cursam sem tratamento específico, e a evolução é satisfatória em pacientes hígidos previamente. Ou, então, são causadas por microrganismos chamados também de atípicos, como *Mycoplasma pneumoniae* e *Chlamydia sp*, sendo que a *Legionella pneumophila* às vezes se comporta tanto quanto forma típica quanto atípica. Apesar de

---

339 Cf. File et al., 2004.

esses agentes não causarem aumento da mortalidade, excetuando, talvez a *Legionella pneumophila*, o uso de drogas como os macrolídeos são eficientes na atenuação dos sintomas e melhora do paciente. Trata-se da claritomicina e da azitromicina.[340]

No Brasil ou na Europa, não tínhamos notícias de insucesso, além da imponderabilidade, restritas apenas ao uso das penicilinas, em especial as sintéticas, de uso oral. Apesar de não serem eficientes no tratamento das pneumonias atípicas, o uso das penicilinas sintéticas não importam em maior mortalidade e, na Europa, as pneumonias contraídas na comunidade ainda são tratadas com um betalactâmico, uma amoxacilina.[341]

Em 1993, surgiu um artigo da *American Thoracic Society* – ATS, um consenso, nos dizendo que tratávamos as pneumonias às cegas.[342] Esse artigo serviu como um guia, um *guideline*, para várias revistas no mundo, tornando-se uma norma para o tratamento das pneumonias nos EUA e, sendo um texto de língua inglesa e publicado em revista de grande prestígio, também nos países pobres como o Brasil. Duas razões bastavam para essa observação: primeiro, segundo o artigo, não podíamos relacionar um agente microbiológico específico com um quadro clínico de pneumonia. Daí não se justificar, segundo os autores, a distinção clínica entre pneumonias típicas ou atípicas. E, em segundo lugar, havia crescente resistência bacteriana em alguns países detectada em trabalhos científicos, o que inviabilizava o uso das penicilinas, antibióticos da classe dos betalactâmicos. É curioso notar que a identificação de resistência bacteriana para fundamentar o consenso da ATS foi realizada em pesquisas *in vitro*, avaliando-se a resistência de acordo com a concentração inibitória mínima[343] do antibiótico testado.[344] Não foram observados ensaios clínicos – comparações entre tratamentos – duplo-cego, randômicos ou multicêntricos para avaliar a morbidade e mortalidade em pacientes tratados tanto com as penicilinas como por outras drogas.

Pois bem, a partir de então passamos a tratar não a clínica, mas o específico agente microbiano responsável pela armadilha clínica que, até

---

340 Cf. Ibidem.
341 Cf. Ibidem.
342 Cf. Nierderman et al., 1993.
343 Concentração inibitória minima (CIM em português ou MIC em inglês): exame laboratorial que define qual é a concentração mínima de antimicrobiano necessária para inibir o crescimento bacteriano; quanto menor o MIC, maior a potência e maior a dificuldade da bactéria em desenvolver resistência.
344 Cf. Appelbaum, 1987.

então, tratávamos "cegamente", ou pela clínica. A metodologia empregada no artigo de 1993 da ATS tentava estabelecer uma relação direta da clínica para com um agente microbiológico específico causador da infecção pulmonar na comunidade. Do ponto de vista clínico o que nos interessava saber era se a amoxicilina concorria com uma mortalidade e morbidade maior ou não, se colocava o paciente em risco ou não. A visão clínica não apontava para essa relação causal direta entre um único microrganismo e uma infeção, no caso a pneumonia. Sabíamos que ao tratar um grupo de microrganismos com uma única droga, o resultado era satisfatório, nos sendo indispensável a identificação exata da bactéria causadora da infecção.

O olhar específico se sobressaiu sobre o todo. O mesmo artigo que publicou esse consenso dizia que a mortalidade das pneumonias variavam entre 1 a 5% segundo os trabalhos citados nas referências.

Referências publicadas em nosso meio acompanharam essa ideia parcial, microbiológica, dispensando os achados clínicos.[345] Substituíamos o uso das penicilinas sintéticas (amoxicilina ou ampicilina) e elegíamos os macrolídeos como drogas de escolha, isolados ou em associação com as cefalosporinas, dependendo da condição clínica do paciente.

Nos anos seguintes, surgiram novos *guidelines* da ATS com algumas modificações, em especial recomendando-se, então, o uso de novas drogas como as quinolonas, muito mais caras, para o tratamento dessas pneumonias em pacientes jovens e hígidos.[346]

Já os Europeus recomendam o uso de betalactâmicos para o tratamento de pacientes jovens, sem comorbidades.[347] De tal forma que os autores dessas recomendações sugeriam que um norte-americano que chegasse à Europa com um quadro de pneumonia seria tratado com um betalactâmico. Caso ainda estivesse nos EUA, ele tomaria uma quinolona, e o resultado seria o mesmo.

Esse trabalho supracitado revela que nos países da Europa onde os macrolídeos foram usados como norma para os médicos e empregados nos serviços públicos a partir dos *guidelines* da ATS, houve enorme resistência bacteriana a esses antibióticos, fazendo com que as autoridades voltassem a indicar o uso dos betalactâmicos, em especial as amoxacilinas.

---

345 Cf. Palombini et al., 1996; Rocha et al., 1998.
346 Cf. British Thoracic Society Standards of Care Committee, 2001; Niederman et al., 2001; Niederman, 2004.
347 Cf. File et. al., 2004.

Segundo referências levantadas pelo artigo em questão, o aumento da prevalência de resistência aos macrolídeos foi de 26,4% na Espanha, de 35,9% na Itália, e de 56,4% na França.

Num trabalho conduzido na Holanda[348], os pesquisadores evitaram comparações *in vitro*, como naquele da ATS de 1993, e empreenderam um estudo clínico, com pacientes reais, randômico e prospectivo entre os anos de 1998 e 2000, comparando o resultado do tratamento das pneumonias comunitárias utilizando-se dois grupos. No primeiro, utilizou-se o *guideline* da ATS de 1993 (152 pacientes); no segundo, com 151 pacientes, optou-se pelo uso empírico de antibióticos. Houve separação, para a escolha da droga, entre pneumonias típicas e atípicas, a classificação clínica que o trabalho de 1993 refutava como válido. Entre os pacientes sem comorbidades, foram usadas as penicilinas. Os resultados revelaram não haver diferenças no resultado do tratamento entre os dois grupos, observando-se resultados semelhantes quanto à mortalidade, falência do tratamento clínico, ou melhora da febre.

Ainda segundo esses últimos autores, os protocolos da ATS de 1993 não se basearam numa validação prospectiva, como também não foram usadas comparações com outros regimes terapêuticos. Tratava-se de um consenso baseado apenas na observação de resistência bacteriana *in vitro*. Excetuando a infecção por *Legionella pneumophila*, a inabilidade em detectar os microrganismos atípicos nos primeiros dias de tratamento não se relacionou com o aumento da mortalidade entre os dois grupos, observação também observada por outros autores.[349] Entretanto, para aumentar a detecção de infecção por *Legionella pneumophila*, foi recomendado que sejam feitos, rotineiramente, testes urinários em pacientes graves sob tratamento intensivo com o objetivo de se detectar a presença desse microrganismo[350], já que há uma maior associação entre esse tipo de infecção e necessidade de admissão em CTIs.[351] Porém, o tratamento empírico para todos os doentes cobrindo sempre a *Legionella* – o excepcional –, não alterou a mortalidade dos doentes.

Em poucos anos saímos do uso das penicilinas, passamos pelos macrolídeos e, recentemente, recomendou-se o uso de quinolonas. De tal forma que

---

348 Cf. Van der Eerden, et al., 2005.
349 Cf. File et al., 1997; Rosón, et al., 2000.
350 Cf. Van der Eerden et al., 2005.
351 Cf. Stout e Yu, 1997.

Ricardo de Menezes Macedo

chegamos em 2007 com a seguinte recomendação no capítulo de pneumonias de publicação brasileira:

> Antigamente, dividiam-se as PAC em "típicas" e "atípicas" (*M. pneumoniae,
> C. pneumoniae, Legionella*) baseadas em achados clínicos e radiológicos.
> Entretanto, já se tem evidência de que essa classificação não deve ser feita,
> pois acarreta uma maior falha na escolha de antibióticos e, conseqüentemente
> [consequentemente], no sucesso terapêutico. Dessa forma, passa-se a va-
> lorizar a etiologia microbiológica do referido processo infeccioso. Entre-
> tanto, em até 50% das PAC, não se consegue definir o agente responsável
> pela pneumonia.[352]

Após uma reflexão, devemos ler o parágrafo acima novamente.
Semanas após a publicação dos *guidelines* iniciais, tomávamos nossas bactérias no Brasil como sendo as mesmas do hemisfério norte. Sabemos que
o perfil microbiológico muda de leito para leito em um hospital, dependendo da gravidade e da exposição do doente a terapêuticas invasivas. Os
germes de um CTI não são os mesmos de uma enfermaria de gestantes no
pré-parto, ou aqueles de uma sala de cirurgia em um mesmo hospital. Não
há porque crermos que os estudos de microbiológicos realizados a cerca
de 11 mil quilômetros de distância, guardem, imediatamente, o mesmo
perfil das bactérias encontradas em nosso meio. A ciência não nos autoriza
a essa conclusão. Os próprios *guidelines* são enfáticos em nos dizer que as
recomendações devem obedecer critérios locais.

Quanto ao abandono da clínica na diferenciação entre formas típicas
e atípicas da pneumonia, embora pese sempre toda a dificuldade e incerteza de qualquer clínica, nós a substituímos por um método microbiológico
que jamais é realizado na rotina de um tratamento ambulatorial. E em
qualquer lugar do mundo. Exceto, como vimos, em pesquisas científicas
cujo espaço foi bem delineado, empregando um método que sabidamente
só alcança sucesso na identificação do agente em apenas 50% dos casos
em estudos científicos. Ou seja, abandonamos a clínica, a radiologia, a
epidemiologia e também os dados da microbiologia que nos são também
valiosos, por apenas um, o mais específico, o mais frágil, o mais técnico, o
microbiológico apenas.

---

352 Cf. Martins et al., 2007.

Leiamos novamente o parágrafo descrito acima sobre as pneumonias comunitárias. Não podemos deixar de pensar na ideologia sob a qual ele é escrito. Primeiro inicia com a palavra "antigamente". Para o leitor apressado, isso tem a conotação de "ultrapassado", "antigo", "fora de moda". Nos *guidelines* da ATS não há qualquer referência que indique que a classificação entre pneumonias típicas ou atípicas *acarreta uma maior falha na escolha de antibióticos e, consequentemente, no sucesso terapêutico*. O que eles dizem é que não podemos relacionar a clínica com um agente específico. Esses *guidelines* não utilizaram ensaios clínicos, mas estudos microbiológicos, muito mais limitados. Assim, não foram realizados trabalhos que nos conduzissem a essa opinião. O risco que há é o de confundir-se uma pneumonia típica com outra causada por *Legionella pneumophila*, defendem alguns. Mas o risco de uma maior mortalidade não reside na escolha do antibiótico. Provavelmente, eles sejam minorados – e esses *guidelines* alertam para isso – estabelecendo-se critérios de gravidades. Isso equivale a ter uma observação mais próxima do doente, recorrendo a um dos mais antigos avisos que os médicos devem dar ao paciente: "caso não melhore, me procure". Entretanto essa frase importa num maior cuidado, numa maior demanda de tempo, de observação, uma vigilância constante, elementos esses, como já vimos, que não são valorizados na norma contemporânea. A redução do tempo deve ser evitada, isto é imperativo no nosso mundo atual. Daí que se ampliar o espectro dos antibióticos, de certa forma, é uma estratégia tácita, quase imperceptível, de transferir a responsabilidade do médico para uma alternativa técnica, "cobrir todos os microrganismos". Lembremo-nos de que nos serviços protocolares de pré-pagamento, o retorno do paciente não é remunerado num prazo médio de 30 dias. Quando atendido numa urgência, dificilmente o paciente que não melhora será visto pelo mesmo médico.

Nos *guidelines* que se seguiram ao de 1993, a mortalidade não se alterou com a ampliação dos antibióticos.[353] No entanto, ainda continuamos a agir assim. Em um debate que presenciei num hospital sobre o tema, ele terminou com uma conclusão final do palestrante ao lhe faltar argumentos científicos: "dou para o meu doente o melhor que posso oferecer". Ora, mas o melhor, indica-nos os princípios do uso dos antibióticos, é aquele antibiótico de menor espectro, de menor preço, com menos efeitos colaterais, portanto, muito mais conhecidos do que aqueles recentemente chegados ao

---

353 Cf. Mandell, 1995; British Thoracic Society Standards of Care Committee, 2001; Niederman et al., 2001, Niederman, 2004; Mandell et al., 2007; Niederman, 2009.

mercado. Porém, na alta-modernidade o mais caro e mais novo é facilmente traduzido como o melhor.

Ainda me lembro dos arautos especialistas em infecção hospitalar bradarem os artigos da ATS nos idos de 1993 e 1994 nos corredores dos hospitais dizendo-nos em alto som: "estamos tratando as pneumonias às cegas, devemos mudar os antibióticos rapidamente". Por ser "novo" e, portanto, interpretado como progresso e atualização, e por essa novidade nos causar medo e insegurança, os médicos se viam encantados pela novidade e prescreviam, aos milhares, milhões, as novas drogas de custo elevado sem qualquer razão "científica".

Ou seja, muito dos estudos lidos, como já comentado, podem não ensejar o nível de evidência que a palavra *guideline* sugere suportar.

O exemplo da evolução das pneumonias comunitárias e do papel dos *guidelines* faz-nos refletir sobre essa condição. Ao procurarmos alcançar a primazia do doente – princípio da medicina – nos ocupamos e nos seduzimos pela técnica e pela informação científica, que é sempre fragmentada, parcial. Com o uso de medicamentos muito mais caros, pelo menos do ponto de vista econômico, ou da justiça social, os pacientes como também os Estados foram prejudicados por essa abordagem em praticamente todo o mundo ocidental.

Max Weber, como vimos, considerava que a racionalização do mundo se caracterizaria em um "refinamento" das técnicas de cálculo e que essa racionalização – podemos dizer, também, o pensamento objetivo, específico – será tão presente que a "ascese utilitarista irá moldar condutas morais e sociais dos indivíduos".

Podemos concluir que as tomadas de decisão médicas podem ser equivocadas, ou mesmo apressadas. Mas nos cabe pensar que outros mecanismos podem estar envolvidos para esse desfecho. Novamente, a clínica sempre nos impõe pesar em outras possibilidades.

Weber afirma que o romantismo dos números exerce uma fascinação mágica e irresistível sobre as pessoas na modernidade. Uma vez havendo resultados acompanhados de dados, não podemos fugir à impressão de que eles devem exercer particular influência num mundo cuja lógica é determinada pela razão utilitarista das coisas.

O pensador marxista Michael Löwy fez uma análise de interessante texto de Walter Benjamin denominado "O capitalismo como religião".[354]

---

354 Cf. Löwy, 2005.

Benjamin sugere, como Weber, que o capitalismo é composto de estruturas que têm sua origem no sentimento religioso. Porém, Benjamin pensa de forma diferente, sugerindo que o capitalismo é uma religião cultual. Para isso ele lança mão de três elementos que consegue destacar nesse sistema. Primeiro o *culto* que se manifesta nas formas utilitárias do capitalismo, como o dinheiro, as especulações, compra e venda de mercadorias. Esse culto "não teria dogma específico ou teologia". Ele se fundaria no utilitarismo desses entes simbólicos.

É possível que essas formas utilitárias funcionem como os mecanismos de desencaixe de que falou Giddens, que se constituem justamente de elementos simbólicos. Segundo Löwy, o que associa essas práticas utilitárias ao culto religioso é o sentimento de *adoração* ao qual elas estão associadas hoje. O segundo elemento seria a caráter *sem trégua* do capitalismo, um estado de *permanente crise*, de tal forma que ele se faz presente no nosso inconsciente todo o tempo. Talvez, Benjamin faça uma analogia ao que Weber disse sobre o capitalismo: "todos os dias são de festa".[355]

Por fim, um terceiro elemento seria o caráter desse sistema econômico de sempre nos inferir culpa. Benjamin evoca em seu texto a ambiguidade da palavra *schuld* em alemão, que significa ao mesmo tempo "dívida" e "culpa". Novamente, Weber é retomado, no sentido de que, para o burguês puritano, o que se consagra aos fins pessoais é "roubado" do serviço à glória de Deus, tornando-os permanentemente culpados e "endividados" em relação a Deus. Esse sentimento de culpa é, segundo Benjamin, universal.

Mas não podemos fazer uma relação de causa e efeito apenas por uma variável.

Gori e Del Volgo (2005) têm outra visão sobre esse sentimento de culpa na modernidade. Eles argumentam, sustentados em especial na formulação de Freud[356], que esse caráter universal da culpa se origina de uma instância moral, que nos acompanha desde sempre, desde que o homem cometeu sua primeira infração e, a partir dela, instituiu-se a lei.

Freud elabora sua hipótese tomando o cuidado de nos preparar para as suas ideias. As informações sobre os homens primitivos nos chegaram até ao dia de hoje por intermédio das artes, dos contos, lendas. De tal forma,

---

355 Cf: *A civilização segundo Freud*, p. 27 deste livro.
356 Cf. Freud, 1974a.

como sustenta Freud, eles nos são de alguma forma ainda muito próximos. As conclusões observadas pelo psicanalista merecem tal tratamento que ditas de chofre parecem pouco plausíveis. Ele mesmo utilizou de recursos literários para nos fazer entender sobre aquelas novas ideias. Freud sustenta que os homens primitivos nos marcaram por um fenômeno fundamental na nossa vida primitiva: a passagem de um ato para uma conscientização de um crime. Os homens, para manter seu próprio território, sempre controlado pelo pai, mataram-no. Mas os homens, arrependidos desse ato, da sensação de vazio e nostalgia do pai morto, decidiram em alguma instância que isso não mais se repetiria. Aí instalou-se a lei. A permanência do pai restaurando o seu papel na horda primitiva, cumpria um lugar duplamente pacificador. Ao mesmo tempo que essa instância moral reúne tabu e proibição, ela promove a reconciliação simbólica com o pai morto, preservando os irmãos rivais das pulsões hostis que arriscava a divisão e a aniquilação de todos. Também sobre a universalidade de algumas leis, como o incesto, Lévi-Straus nos fala da maior ou menor liberdade em relação à lei nessa questão. Mas ele constata que o que é universal é a regra.[357]

Freud em *O mal-estar na civilização* vai ainda mais além na sua análise sobre o sentimento de culpa. Intrigado sobre a incredulidade dos pacientes quando os psicanalistas lhes atribuem um sentimento de culpa inconsciente. Freud, para se tornar mais inteligível para os pacientes, diz que é na necessidade inconsciente de punição que o sentimento de culpa encontra expressão. Esse sentimento, ainda segundo Freud, funcionaria como

> "uma variedade topográfica de ansiedade", e ainda, que "o sentimento de culpa produzido pela civilização seja percebido como tal, e em grande parte permaneça inconsciente, ou apareça como uma espécie de mal-estar, uma insatisfação, para a qual as pessoas buscam outras motivações".[358]

É importante ressaltar, como me foi gentilmente informado pelo psicanalista Sérgio de Campos (informação não publicada), que é possível que a tradução de que dispomos em português da *ansiedade,* chegando à nossa língua por meio da tradução do inglês, tenha, na verdade, um sentido de angústia, de culpa e não ansiedade propriamente. Lembremo-nos

---

357 Cf. p. 30-1 deste livro.
358 Cf. Freud, 1974a, p. 159.

das páginas atrás o duplo sentido que a palavra alemã *schuld* revela: culpa e dívida. Nesse contexto, é possível que Freud, ao falar de *ansiedade* no final do texto *O mal-estar na civilização*, esteja se referindo à *angústia,* como também à *culpa.* É nesse aspecto que o autor escreve que esse sentimento, ansiedade ou culpa, ou a segunda transformada na primeira, estejam "presentes atrás de todo sintoma". Daí Freud falar de uma ansiedade inconsciente, sentida pela civilização como um sentimento, ou possibilidade de ansiedade, ou ainda, um "mal-estar".

Freud admite que esse sentimento de culpa existe antes da consciência – antes, portanto do superego – sendo expressão imediata do medo da autoridade externa, "um reconhecimento da tensão existente entre o ego e essa autoridade".[359]

Quando se fala em autoridade, estamos falando sobre os significantes que essa autoridade remete, como a função simbólica da autoridade paterna. Essa função simbólica pode se materializar em nosso cotidiano pela autoridade exercida por um suposto saber, uma autoridade que nos diz o que é certo ou errado, que nos comanda sobre o que fazer. A uma ordem dessa dimensão não é imperativo saber-se as razões.

Assim, podemos supor que, para muito além da moral e do nosso sentimento altruísta, ou mesmo dos princípios da medicina, podemos estar permanentemente tomados por certo sentimento, onipresente, de culpa. E será possível que ele tenha a propriedade de nos instigar, ou praticamente nos obrigar, a não nos aventurarmos a uma linguagem contrária ao nosso tempo, sob o risco de essa atitude nos roubar o conforto e a segurança, e nos fazer estranhos aos nossos pares? Ao depararmos com um paciente que morre num CTI, e não permitirmos esse desfecho, prolongando o seu sofrimento, somos tomados de muita angústia. Mas insistimos, sustentados pela última razão técnica, que ilusoriamente nos abriga e envolve como num sentimento religioso, como numa forma de alívio para nossa culpa ontológica. Cremos no que a técnica e a ciência nos dizem como instrumento expiatório de toda a culpa inconsciente. Daí aceitarmos a autoridade que essas categorias exercem na linguagem contemporânea.

Gori e Del Volgo entendem que as regras técnicas da medicina, operando como culpa,

---

359 Cf. Idem.

são relativas a uma época, uma cultura, a um estado momentâneo de saberes e práticas. Os tabus e as inibições que tais regras prescrevem não desfazem totalmente um débito fundamental gerado pela relação clínica e constitutiva de uma culpa antropológica. Todo clínico, num momento ou outro, se vê confrontado com a questão de saber se o que ele faz se deve é ao que é humano [em si] ou a um propósito de dever para com seus pacientes.[360]

A culpa se deduz de uma falta que qualifica aquele que, aos olhos da lei, a cometeu. Torna-se, portanto, uma ação condenável.

De tal forma, segundo Gori e Del Volgo, que os médicos, resistindo e ao mesmo tempo unidos à racionalidade científica da medicina, ou mesmo ao seu positivismo, não podendo renunciar à sua preocupação ética, acabam por lançar-se, inevitavelmente, a um movimento "inexorável" de mais e mais exigências, de mais justificação. A mesma justificação de que falou Grenier e Le Coz. Todo esse processo faz com que ocorra o fenômeno da "judicialização" da medicina, em que, diante das incertezas, haverá sempre alguém para arbitrar, não mais um médico ou a família, mas um juiz. Inexoravelmente, isso incorrerá em mais "custos" para uns, ou "ganhos" para outros.

Ao mesmo tempo em que o progresso científico aponta para a exatidão probabilística dos dados médicos, contribuem, também, para uma justificação jurídica e psicológica, colocando o médico, e também as equipes de saúde, na função de gerenciar as angústias individuais e coletivas. E mais; na premência, ou na exigência de uma justificação, terão sempre eles de recorrer ao paradigma predominante para tomar suas decisões.

Ainda que esse paradigma não conte com o rigor determinado pela própria ciência, mas seja publicado e divulgado como um suposto saber, nossa necessidade de exigência e justificação não acolhe outro saber que não o científico. Daí que, por uma exigência em aplacar uma culpa ontológica e a outra exigência de justificação, acabamos por aceitar, ou nos conformar, com as informações emitidas por esse suposto saber sem, necessariamente, conferirmos seu real conhecimento. É nesse sentido que falamos de uma relação religiosa para com os dados divulgados pela ciência, e não para com a ciência propriamente dita.

Como recorta Gori e Del Volgo, face a essa necessidade social, jurídica e psíquica em gerar incertezas, ocorrendo paradoxalmente a um crescente

---

360 Cf. Gori e Del Volgo, 2005, p. 187.

aumento do saber científico, o médico, sob a pressão dessas categorias, se vê obrigado a uma relação de contrato.

Mas essa relação evoluiu, também, com o fortalecimento do cidadão como sujeito social. Lembremo-nos de que Touraine remarca a modernidade como o lugar do nascimento desse sujeito. Esse cidadão se ocupa em coparticipar das decisões sobre o seu corpo, sobre a política a ser elaborada sobre o seu corpo. Ele reclama transparência, conhecimento sobre sua condição de doente. Não há como contestar que a promoção do paciente à condição de cidadão é um mérito da modernidade e, também, da própria crítica ao poder isolado do médico.

Porém, como bem percebem Gori e Del Volgo[361], esse processo não ocorre também sem uma análise crítica. Caso pensemos que a história caminhe sempre em linha reta sem ter de contornar obstáculos, poderemos achar que esse movimento, por ser categorizado e normalizado como democrático, conferindo-lhe uma certa isenção quanto a possíveis efeitos colaterais. Eles observam o risco desse cidadão, ao procurar o direito sobre o seu corpo – inalienável, de qualquer forma –, de estar, sem o perceber, aceitando e se conformando, também, com a lógica biomédica, científica, tecnológica. Agindo assim, sem crítica, e moralmente alicerçado pelo ideal da democracia representativa, ele se alia perigosamente a uma medicalização ainda mais ampla.

Foucault já havia previsto a possibilidade desse fenômeno. A partir de um desejo do Estado, do mercado, de uma exigência da norma, paradoxalmente a crítica à medicalização, enquanto objeto de uma única categoria profissional, é incorporada pelo sujeito por uma medicalização muito mais ampla, objeto de todos.

Por essas razões, podemos entender melhor o deslocamento do ato médico para um contexto judicial. Nos últimos anos, as entidades médicas brasileiras têm se empenhado na aprovação de uma lei: "A lei do ato médico".[362] Preocupados com o avanço de outras categorias sobre o seu território de saber e agir, e argumentando a necessidade de normatizar o direito sobre os procedimentos médicos, essas instituições se lançaram – com o apoio dos médicos – para a constituição de uma lei que pretendia

---

361 Cf. Gori e Del Volgo, 2005.
362 Cf. opiniões, argumentações e texto do projeto. Disponível em: <www.portalmedico.org.br atomedico/lei.asp>. Acesso em: 02 abr. 2013.

protegê-los. Entretanto, o ato médico que antes era conferido ao médico, existindo apenas no momento singular do próprio ato, com a possível aprovação dessa lei, é deslocado da decisão individual e pessoal para a decisão de um juiz que, no futuro, arbitrará sobre quem terá o poder de executar esse ato. Ou seja, os médicos abdicam de um ato que era seu, transferindo-o para a decisão de outro. De uma forma ou outra, tendo sucesso ou não, essa lei retira do médico a autonomia por ele reivindicada. Quanto às categorias não médicas que se opõem ao projeto de lei, não percebem que empreendem como novos atores numa medicalização mais ampla ainda.

Ato contínuo, o ato médico, como já havia percebido Gori e Del Volgo em especial na França, se vê deslocado para a esfera jurídica.

Mas ao médico cabe a responsabilidade sobre seu paciente. Essa responsabilidade, ou obrigação de responder, de se tornar fiador, de contabilizar tudo, torna o indivíduo, o médico, "enquadrado, normalizado e atualizado".[363] Seja pelo direito ou pela deontologia, ele terá dificuldades em se colocar suficiente e permanentemente sobre um plano ético.

Esses autores franceses, apoiados na tese de Freud, se perguntam se o ato de cuidar não é fundado numa culpabilidade clínica.

Não temos aqui, com os elementos que dispomos, uma resposta. Sabemos, também, que uma única variável dificilmente se encontra relacionada a um único efeito ou causa.

Mas imaginemos esse indivíduo, o médico, no mundo pós-moderno.

Suas relações para com o mundo são ditadas pelas razões que o tempo e a contemporaneidade lhe exigem, além das razões ontológicas que não nos são conscientes. Ele vive em um mundo que optou – não havia outra escolha – por "trocar um quinhão de liberdade por outro de segurança". Ele precisa responder com segurança a essa imposição de uma sociedade de risco. Uma sociedade – como é próprio ao "espírito" do capitalismo – que vive em permanente crise, com medo, buscando segurança em qualquer ilusão e que, para isso, transforma vestígios em verdades. E ainda mais. Essa resposta tem de ser rápida, adaptada às exigências modernas. É imperativo não pensar, esse sujeito deve ser guiado, impõe-se os *guidelines* acríticos. Privado de uma experiência, ele tem de responder aos desafios diários de acordo com as normas, a técnica de que dispõe. Todos os infinitos recursos modernos lhe dizem que sua culpa ontológica pode ser quitada pela

---

363 Cf. Gori e Del Volgo, 2005, p. 191.

sua exaustiva luta pela vida, ele vê sua profissão ser moldada pelas regras de um "homem comportamental", um *Homo œconomicus*. Sua arte de cuidar se transformando numa medicina *prêt-à-porter*.

Nesse sentido, é difícil dizermos que nossas decisões são tomadas estritamente sobre o alicerce do saber, da ética, da primazia do doente, do bem-estar a ele referido e à manutenção de sua autonomia. Afinal, não podemos falar de *autonomia*, num mundo normatizado pela redução do sujeito agora submetido às regras da alta-modernidade.

O médico abraça, então, a ciência. Ou pelo menos, naquilo que se imagina ser ciência. Ele se protege, como nunca, na razão calculista do *Homo œconomicus*. Ainda que não seja puramente ciência, ele se relaciona com ela como se assim fosse. Uma relação de fé.

4.8 – O biopoder sob o olhar da clínica

Mas pensemos no esforço de salvar uma vida para além da técnica, da ciência ou mesmo da culpa, onde chegamos até aqui. Julgo que ainda essas categorias se constituem ferramentas de um sistema ainda mais complexo. Repensemos a tese de biopoder sob o olhar da clínica. Julgo, entretanto, ser compreensível o pouco conhecimento que os médicos têm sobre a tese de Foucault sobre o tema.

Sob o abrigo do pensamento moral, religioso e ético, os médicos sustentam seu julgamento – como próprio da modernidade – nas razões científicas e técnicas. Dificilmente, um profissional alicerçado por tão sólidos argumentos criticaria atitudes cotidianas que contrariassem a manutenção da vida, ou o esforço ilimitado em mantê-la. Sob a nobreza dos argumentos que nos são caros – os princípios da medicina – todo o esforço nesse sentido nos é autorizado.

No esforço em salvar uma vida, os limites quase sempre imprecisos entre a ajuda e o sofrimento são fronteiras difíceis de serem transpostas.

Essas dúvidas talvez jamais findarão em uma conclusão. A difícil convivência com a morte sempre desafiou os médicos afinal, ela nos lembra a todo momento nossa própria finitude.

Nosso foco de atenção, contudo, é o estudo das influências desse sentimento na modernidade. Além das razões técnicas que já dispomos não haveriam outras, talvez mais poderosas, que nos premiasse de alguma forma pelo uso de antibióticos de longo espectro sem que eles tenham reais benefícios; de antidepressivos em situações duvidosas e resultados improváveis, para que não escutemos os pacientes? Esse prêmio ou vantagem, necessariamente não é econômico do ponto de vista da moeda. Mas é econômico quando nos coloca como membro destacado da comunidade que premia essa linguagem, que nos distingue pela pobre ousadia de ser mais técnico do qualquer outro.

Trabalhei por mais de vinte e cinco anos em Centros de Tratamento Intensivo (CTI), e por oito anos coordenei um deles. Causava-me curiosidade a dificuldade de os médicos permitirem que um caso sem solução, que se arrastava em sofrimento por meses, chegasse ao seu fim sem nossa intervenção. Plantão após plantão, pequenas medidas eram tomadas para evitar o desfecho natural de um idoso. Com isso, frequentemente, prolongávamos seu sofrimento. Como a técnica parece ser ilimitada, há sempre "novos" artigos com propostas experimentais, o processo pode se prolongar até a exaustão completa do corpo.

Quanto a deixar que o paciente tenha seu desfecho em paz, com dignidade, esse pensamento é quase sempre obscurecido quando alguém aventa a possibilidade de uma "nova" tentativa técnica, moderna. Como exemplo, chamou-me a atenção o relato de um médico intitulado "Morte e Dignidade".[364] Ao desfecho de um longo sofrimento de uma paciente portadora de leucemia aguda, ele suspeita de ela ter se matado após se despedir da família. O médico compreende, de certa forma, essa atitude e, preocupado com que o sofrimento que se prolongasse para além da morte da paciente, ele atesta formalmente a causa da morte como "leucemia aguda". O mesmo autor publica, treze anos mais tarde, a dificuldade que vivenciou acompanhando a perda de seu pai que sofria intensamente de uma doença degenerativa. Em colaboração com outros colegas, ele prescreve uma droga com baixa dosagem para atenuar a agitação do pai. Ele não mais acorda, e morre calmamente após três dias.[365] Ainda que surpreso, o médico se sentiu aliviado e fez uma breve análise dos conceitos de eutanásia e morte assistida segundo a literatura médica. Convenhamos, essa não é uma atitude nem fácil e muito menos comum no nosso tempo.

---

364 Cf. Quill, 1991.
365 Cf. Quill, 2004.

Apesar dos esforços para que pacientes graves cheguem a morrer em casa, perto de seus familiares, em um ambiente ao qual está habituado, relatos dão conta que, em 1966, cerca de 54% das mortes ocorriam em hospitais do Reino Unido, ou em outras instituições de saúde. Uma década mais tarde essa proporção foi para 60%. Em áreas urbanas esse número ultrapassa os 70%.[366] Dados de 2001 afirmam que apesar de pesquisas indicarem que 70% das pessoas gostariam de morrer em casa, isso de fato chegava a ocorrer em apenas 20% dos casos. A maior parte desses óbitos é de pessoas com mais de 65 anos.[367] Em um trabalho analisando 6.900 mortes por câncer no Reino Unido, observou-se que cerca de 68% ocorreram em hospitais ou casas de saúde, e 22% ocorreram em casa.[368] No Brasil, ainda não há dados disponíveis para essa verificação, apesar de esse item ser de informação compulsória nos atestados de óbito.

O senso comum aponta para uma preferência das pessoas em morrer sob o cuidado dos parentes mais próximos. Porém, no limite do sofrimento ou da morte, a procura por um hospital ou tratamento especializado é quase uma norma. Apesar de não termos dados suficientes para conclusões mais acertadas, podemos supor que razões morais, a crença na ciência ou mesmo a repulsa para com a morte, nos fazem recorrer a procedimentos técnicos ilimitados, como se pudéssemos sempre evitar ou postergar a morte. Mas não podemos separar esse fenômeno, ou mesmo essa contradição, do momento em que ela ocorre. O contraste entre a tolerância ou respeito para com a morte nos centros mais atrasados economicamente, ou no interior dos países, poderia ser explicado pela escassez de recursos técnicos. Mas podemos pensar, também, que tais recursos acabam por afastar o doente de sua família e de sua casa em seu momento derradeiro. Um relato extremamente sensível e comovente sobre o tema ocorre no filme *Amour* que recebeu a palma de ouro em Cannes em 2012.[369]

Não podemos, contudo, deslocar esse fenômeno da própria modernidade e contextualizá-lo na pós-modernidade.

Segundo Norbert Elias (1982), autor de *A solidão dos moribundos*, a morte funciona como um tabu especialmente caracterizado nas sociedades

---

366 Cf. Bowling, 1983.
367 Cf. Slloway et al., 2005.
368 Cf. Gatrell et al., 2003.
369 Cf. *Amour*. Direção de Michael Haneke, com excepcionais interpretações de Jean-Lois Trintignant e Emmanuelle Riva, 2011.

avançadas, de tal forma que tentamos nos afastar dela de todas as formas, inclusive e especialmente dos mortos. Tanto Elias quanto Foucault reconhecem que a individualização e a racionalização técnica, próprias das sociedades modernas, consubstanciam a "gestão dos mortos e da morte"[370], funcionando, assim, como operadores da modernidade e de suas tecnologias de poder.

Parece haver sentido a observação segundo a qual a maneira "médico-econômica" de lidar com doentes e moribundos de nossos dias "se revela como o sintoma de um lento processo de civilização que tende sempre a relegar a nossa mortalidade, a dimensão trágica de viver, aos bastidores da cena social e seus dramas", de tal forma que o recurso aos cuidados médicos e a organização científica, para cuidar daqueles prestes a morrer, exilando-os da sua intimidade, é um fenômeno permitido e justificado pela racionalização do conhecimento, aumentando, assim, o sentimento de solidão.[371]

Mais uma vez vemos os fenômenos modernos se apresentarem na vida cotidiana. A racionalização das condutas e das ações acabam por prescindir, hoje, como nunca, de um modelo econômico que impõe uma forma, uma norma, e determina sua finalidade.

Como percebemos na primeira parte deste trabalho, a razão pós-moderna, da mesma forma que outros imperativos de pensamento humano, se instala lentamente no homem sem que ele tenha a percepção racional disso. Podemos dizer que o médico que se desdobra para manter vivo um corpo que sofre já sem esperanças de recuperação, racionalmente ele está imbuído da mais profunda vontade moral e ética de cumprir sua função. Mas para além disso ele não percebe que a modernidade também lhe impõe diretrizes, cria o ambiente favorável, para que se comporte como o *Homo œconomicus* de que falou Foucault.

Gori e Del Volgo (2008) são categóricos, como vimos nos capítulos precedentes, quando dizem que a ética do sujeito moderno é de aperfeiçoar as estratégias econômicas maximizando suas funções instrumentais.

De um corpo agonizante há ainda de extrair-lhe o máximo de rendimento econômico possível. Um cateter, uma bolsa de sangue, alguns antibióticos, ou semanas de ventilação mecânica. Nosso senso religioso ou moral nos sustenta e empalidece a avalanche das circunstâncias que

---

370 Cf. Gori e Del Volgo, 2008.
371 Cf. Ibidem, 2008.

a modernidade, em seu momento mais alto, nos impõe. Em nome do imponderável, da ciência e da ética, o sofrimento do outro se justifica. Em razão do *Homo œconomicus,* ele permanece solitariamente vivo.

Pois bem, é nesse sentido que se instala sob nossos olhos o fenômeno do biopoder, sem que o percebamos; obscurecidos e sustentados pela razão técnica e científica, não percebemos ele se manifestando no nosso dia a dia. Nós lhe damos nossos nomes próprios e os sentenciamos como: "onde há vida há esperança", "faremos todo o possível ao nosso alcance", "o que estiver ao alcance da medicina será feito" e por daí em diante. Muitas dessas situações são eminentemente médicas, mas devemos ou não pensar se há algo mais além do que isso? A medicina não nos impõe sempre uma nova pergunta para uma possibilidade ainda não pensada?

Há alguns anos, eu e meus alunos do 8º período de medicina atendemos uma senhora de 84 anos. Sua queixa era um prurido iniciado havia cerca de 4 anos que a perturbava muito, roubava-lhe o sono. Era uma senhora pudica, recatada, sendo que havia trabalhado como doméstica toda a vida. Informava-nos que havia sido, na juventude, passadeira do ex-presidente brasileiro Juscelino Kubitschek. Seu exame físico, em resumo, revelava uma icterícia e um fígado aumentado, irregular. Dada a idade e a forma do órgão e a icterícia, pensamos que se tratava de um tumor. Além dos exames que confirmaram tratar-se de uma icterícia obstrutiva, um ultrassom não deixou claro que a causa era um tumor. Foi encaminhada para a cirurgia que solicitou uma tomografia computadorizada. O resultado do exame nos sugeria uma causa benigna, um cálculo. Mas ela já havia retirado a vesícula havia cerca de cinco anos. Havia a chance, portanto de um cálculo obstruindo o sistema biliar. Sugerimos uma cirurgia para drenar a bile e, com isso, melhorar o prurido causado pela icterícia. Mas o cirurgião considerou a idade avançada, o medo de ela não suportar a cirurgia e solicitou um novo exame, dessa vez uma ressonância magnética que confirmou a hipótese anterior. No entanto, como insistíamos na cirurgia, os profissionais novamente temerosos, solicitaram uma angiorressonância para confirmar a obstrução. Para quem é familiarizado com o sistema público brasileiro, bem sabe que entre uma consulta com um clínico e a ida ao especialista há um longo percurso. A cada pedido de exame passam-se longos intervalos, meses ou anos. No entanto, procurava-se uma razão para não operá-la sob o risco de morte. Foram solicitados novos exames, um ecocardiograma, mais outro, os exames de sangue revelavam uma discreta anemia, uma função renal no limite da normalidade. Do ponto de vista clínico nos parecia que o risco cirúrgico era pequeno em relação ao benefício que a cirurgia traria. Cabe aqui lembrar que o retorno no sistema público para a cirurgia, raramente se dá com o mesmo médico; há um sistema "democrático", uma fila, e a próxima consulta é agendada para o médico à disposição naquele momento, não necessário o mesmo. Fato é que se passaram quase dois anos sem que conseguíssemos operá-la. O argumento era o mesmo, o risco era grande, o que não concordávamos, eu e meus alunos. Finalmente, tentamos uma *by-pass*, fugir do sistema "democrático" e ter uma conversa com um cirurgião professor da escola de medicina. Ele prontamente concordou com a cirurgia, a paciente não dormia, os medicamentos para aliviar a coceira de nada adiantavam. Porém, o hospital da universidade não conseguia operá-la já que o fluxo das cirurgias dependia de uma agenda da prefeitura da cidade. Operá-la sem obedecer essa ordem seria impossível, o hospital não receberia pelo procedimento. Novos exames realizados, novas tentativas, a paciente evoluiu para um quadro confusional, não sabemos se devido às noites mal-dormidas por anos, ou a idade, mas o fato é que faleceu sem a cirurgia e sem aliviarmos os seus sintomas. Apresentamos o quadro clínico num seminário de nossa universidade.

Esse quadro, infelizmente, não é infrequente em nosso meio. Como já comentei, hoje, os pacientes aguardam um telefonema em casa sobre um exame ou procedimento a ser realizado. Caso venham a falecer, isso é computado no sistema como morte natural, e não devido à insuficiência do sistema.

Ainda angustiado com a história da qual eu não conseguia uma solução, foram vários relatórios nos responsabilizando sobre o risco da cirurgia com consentimento da família. Passou-se algum tempo para que eu pudesse ver qual o sentido de todo esse processo.

Se nos atrevermos a pensarmos um pouco mais além da técnica e da ciência e do sentimento cravado nos princípios da medicina, poderemos achar uma explicação, certo sentido para o que, até então, era apenas mais um caso de insuficiência do sistema público de saúde. Mas não faltou à paciente qualquer exame solicitado, muitos de custo elevado, inúmeros exames laboratoriais, incontáveis exames de ultrassom e ecocardiograma.

Mas não era lícito o risco de matá-la por meio de uma cirurgia cujo risco não era tão grande. Foi quando me veio a ideia clara do biopoder; o objeto daquele corpo não era a sua condição de sujeito, mas a economia que poderia gerar. Se observarmos bem, o seu corpo gerou enormes recursos, exames, sem que isso não lhe trouxesse qualquer benefício. Era, portanto, lícito mantê-la viva, não era lícito o risco cirúrgico para tratá-la, seu corpo existia para outros fins inauditos, inconfessáveis e mesmo imperceptíveis para os médicos, para os cirurgiões, como também para o poder público. Havia algo que beneficiava todo um sistema sob a nobre pretensão em ajudar uma pessoa, por intermédio da técnica e da ciência. O *Homo sacer*, identificado por Agamben, previsto por Foucault, se esvaía em sintomas e recursos econômicos sob nossos olhos. Não posso esquecer que também nós o apresentamos em seminários, ele é descrito nesse livro, todos de alguma forma tiraram dele algum proveito. Frente aos valores do mundo pós-moderno ele é sacro, não é lícito matá-lo.

Mas esse é apenas um caso? Creio que não. A partir dessa experiência e das leituras, vários outros tomaram minha memória. Inúmeros se repetiram. E creio que se os médicos pensarem sobre isso os verão todos os dias. É como se a frase de Bichat quando da introdução da anatomia patológica chegasse aos meus ouvidos de outra forma: "Abram alguns cadáveres: logo verão desaparecer a obscuridade que apenas a observação não pudera dissipar".[372] A clínica munida de uma percepção dos princípios do tempo presente me fez abrir os olhos sobre o que seria esse enigmático biopoder de Foucault.

Enquanto preceptor de uma residência de clínica médica, eu, o residente e um grupo de internos atendemos um caso já internado do qual começamos a participar após alguns dias de internação. Tratava-se de uma jovem de 38 anos com avançado câncer de mama. As metástases já eram evidentes ao início do tratamento. A condição de extrema pobreza dessa mulher que tinha três filhos contribuiu para a demora do diagnóstico e ineficácia do tratamento. Ela internou-se com inúmeras larvas de insetos – miíases – nos tumores que lhe brotavam do tórax e axilas. No nosso primeiro encontro o seu pedido era ir para a casa. Na sua humildade sabia que iria morrer, mas nada falou sobre isso. Apenas desejava voltar para o lugar onde os médicos achavam inadequado para tratá-la, dadas as péssimas condições que certamente

---

372 Cf. p. 98 deste livro que comenta as observações de Foucault sobre Bichat.

lá ainda permaneciam. Era acompanhada pela sua mãe que também desejava o mesmo. Tratada a miíase, nada convencia os médicos em deixá-la ir para casa. Desenrolou-se uma discussão aprofundada tecnicamente sobre o melhor tratamento para a linfangite carcinomatosa, vários artigos foram levantados pelos alunos sobre o uso de corticoides, o controle da hiponatremia, da hidratação, dos cuidados paliativos, sobre o tratamento em casa, sobre o suporte técnico para isso, enfim, nos abarrotamos em informações enquanto ela apenas gostaria de ir para a casa. O médico residente com augusto senso de generosidade nos dizia que isso era improvável dadas as condições de miséria da paciente. Nós decidíamos sobre o que era o melhor para ela. Já com irritação ordenei a ida da paciente para casa no final de semana. Para minha surpresa, essa ordem não foi cumprida e ela veio a falecer no hospital.

É claro que os médicos utilizaram de todo o aparato técnico para apoiá-la. Mas não era isso que ela desejava. A discussão sobre esse desejo não era esquecida, perpassava entre os artigos médicos sobre linfangite carcinomatosa. Mas não era o centro das atenções. A técnica prevalecia.

Para um desfecho ainda mais dramático, nove dias após a morte, em função de uma greve do transporte público, fui informado que seu corpo ainda restava no necrotério. Nem morta ela conseguiu o que desejava. Quanto a nós, os médicos e estudantes, saímos com mais informação sobre corticoides, sobre o controle dos distúrbios hidroeletrolíticos, sobre o câncer, e sobre as larvas. O hospital recebeu os valores do tratamento, os laboratórios foram bem remunerados.

Diante de uma razão técnica e científica numa situação de angústia, a linguagem moderna parece intransponível. Esse argumento é compreensível quando encontra alívio para a família e amigos. Ele escapa a atenção apressada constituída pela angústia.

Mas se olharmos sob um ângulo ainda insuspeito, aquele pobre corpo que tanto já contribuíra com o mundo, ainda havia de fornecer mais alguma coisa à pós-modernidade: sangue, agulhas, endoscopia, diárias, remuneração. É impossível que, no nosso tempo, ele apenas deixasse de viver e se despedisse.

Por vezes vemos pacientes já muito idosos em CTIs com sofrimentos que se prolongam por semanas, meses, até à morte. Sabemos que as chances desses pacientes de falecerem mesmo após uma alta em trinta dias é elevada.

Mas sempre quando um ou outro felizmente sobrevive por muito tempo, ainda que com limitações sérias, esse caso é computado pelos médicos como uma vitória. Rapidamente nos esquecemos dos que pagaram um altíssimo preço por não terem a chance de pertencerem a essa estatística. Todos os dias nos confrontamos com essas situações. Sempre temos à nossa mão os parâmetros sociais, éticos e científicos. Essas decisões são sempre individuais, singulares. É possível que a pós-modernidade nos faça inserir um novo parâmetro nesse processo de tomada de decisão: as razões do biopoder. Mas estarão os médicos abertos a essa discussão? Afinal ela não coloca um ponto final, uma solução ao problema, pelo contrário, ela implica mais uma complexidade às existentes. Entretanto, se esse aspecto for preponderante em relação aos princípios da medicina, essa aventura se torna inadiável. Ou um pouco mais além, se quizermos ser sujeitos de nossa arte, a compreensão sobre as razões ainda ocultas de nossas decisões se tornam inescapáveis.

4.9 – O médico e o paciente, uma relação sem sujeito

Uma discussão sobre a relação médico-paciente não é nosso objeto de estudo. Mas, sim, a relação de ambos para com a pós-modernidade.

Como já vimos, Clavreul (1983) especulava que essa era uma relação de poder. O discurso médico em tudo favorecia a autoridade de um sobre o outro. Desde então observamos dois movimentos. Primeiro, quanto aos críticos dos médicos, pretendeu-se uma aliança tácita com os doentes para protegê-los do jugo científico, e segundo Illich, da iatrogenia provocada pelos médicos. Por outro lado, quanto aos médicos, alheios a essa discussão, eles se recolheram à técnica, à ciência, aprofundando – ou reduzindo – sua arte a uma normalização das suas condutas, do seu pensamento.

Porém, o mundo moderno aspergiu sua influência de forma indistinta. Ambos, cada qual sob sua aspiração ou miopia, se viram presos no que Weber chamou de "jaula de ferro".

Essa expressão ocorre nas últimas páginas de *A ética protestante e o 'espírito' do capitalismo*. Weber recorre a uma opinião da Richard Baxter, líder puritano inglês muito influente em sua época e que viveu entre 1615 e 1691, na qual o cuidado com os bens exteriores deviam pesar sobre os ombros de seu santo apenas qual leve manto de que se pudesse despir a qualquer momento. *Weber acrescenta*: Quis o destino, porém, que o manto virasse uma rija jaula de ferro.[373]

Não apenas os médicos, mas os pacientes e toda a sociedade ocidental aceitaram e acolheram, não apenas a modernidade, mas os seus elementos fundamentais como a técnica e a ciência, transformando-os em ferramentas, utilitários. Tal como Touraine observou, a modernidade abarcou a todos. Seus elementos de encantamento, produção de bens e consumo, nos trouxeram benefícios, porém o preço, como em todo pacto, será sempre cobrado.

A tecnologia e a ciência tomadas sem reflexão, como a prosperidade e a riqueza de que falou Weber, aos poucos foi tomando a forma de uma entidade que moldou nossa forma de pensar. Com o tempo, todos, médicos e pacientes dela se viram reféns.

Seja pelas características do capitalismo moderno ou pelas implicações psíquicas a que estamos sujeitos, o mundo transformou-se, globalmente, em uma estrutura de risco. Podemos entender essa época a partir dos pensamentos de Benjamin, como também pelo que expõe o sociólogo Sean P. Hier como discutimos há pouco. Uma sociedade que vive em permanente crise, sob a aura do medo, da incerteza.

Em *O mal-estar na civilização*, Freud destacou que temos uma necessidade de segurança, de procurar meios para nos sentirmos seguros e, lentamente, abdicamos de nossas liberdades. Podemos entender a liberdade, nesse sentido, como a restrição do sujeito, do médico em particular, em exercer sua arte em função dos riscos e do medo impostos pelo mundo contemporâneo.

Vejamos o médico. Há fortes indícios de que suas decisões são tomadas segundo informações que lhes chegam normalizadas. Seja pela leitura parcial e acrítica da informação científica, seja pelo império do pensamento econômico, certo é que a incerteza ronda a profissão como um fantasma, obrigando o médico a atitudes e comportamentos que o descaracterizam como sujeito, como indivíduo livre para pensar. Instado a tomar decisões rápidas, há a premência de produzir. Pudemos ver não só pelas falas de alguns médicos como pelos trabalhos que "mediram" o seu tempo dedicado ao

---

373 Cf. Weber, 2004, p. 165.

paciente, que há um afastamento entre os dois, determinado pelas funções burocráticas, administrativas e políticas, que o obrigam a agir de forma normatizada, enquadrada, podemos dizer assim.

Mas o médico acaba por se desqualificar, ele mesmo, enquanto sujeito da sua arte? Façamos uma análise do artigo que faz uma crítica aos *guidelines* comentado algumas páginas atrás. Tricoci et al. (2009) concluem que as recomendações feitas pela *American College of Cardiology* (ACC) e a *American Heart Association* (AHA) nos últimos 20 anos podem não ensejar os níveis de evidência que eles recomendam. Dos 16 *guidelines* que agregavam níveis de evidência, apenas 11% tinham nível de evidência A, ou seja, continham recomendações baseadas em evidências adquiridas a partir de trabalhos randômicos ou obtidas por meio de metanálises. Como contrapartida, em 48% desses protocolos havia "apenas" o nível de evidência C, ou seja, as recomendações eram baseadas numa opinião de um *expert*, num estudo de caso, ou em padronizações de conduta. Embora o método científico elabore mecanismos para a exclusão das subjetividades – o que não deixa de ser uma redução –, e mesmo quando somos guiados por esses protocolos, lá, elas estão presentes como um fantasma a nos orientar: a subjetividade de uma opinião, de um caso clínico. As incertezas se nos apresentam como fantasmas, sombras.

Podemos supor, também, que o médico se exclui enquanto sujeito quando abdica da experiência clínica como no caso das pneumonias comunitárias. Abandona a diferenciação entre as formas de apresentação, substituindo a clínica por uma única variável, o pensamento microbiológico, mesmo quando esse parâmetro é confirmado em apenas 50% dos casos, referenciados com base na resistência bacteriana observada *in vitro* e, ainda, na ausência de estudos controlados.

Concluímos, também, que toda a modificação do tratamento das pneumonias comunitárias desse 1993 foi interpretada como científica, como uma verdade, sem que existissem os elementos para essa afirmativa. Como bem pudemos perceber, os *guidelines* propostos pela ATS em 1993 foram, interessantemente, baseados em um consenso daquela sociedade, não sendo validados prospectivamente ou comparados com outros regimes terapêuticos.

Se formos um pouco mais à frente, veremos que uma grande condição da medicina – a incerteza – deixa de ser uma categoria que deve nos instigar a um raciocínio mais atilado, e torna-se um estorvo. Algo que deve ser eliminado não apenas por ser um desafio ao diagnóstico, mas por ser fonte de mal-estar. A incerteza exige uma segurança, a nossa angústia – ou culpa no pensar de Freud – é transformada em mal-estar, o que nos impele de procurar uma resposta que elimine essa sensação. Isso seria natural. Afinal, esse é desafio com que os médicos convivem no seu cotidiano.

Mas o tempo pós-moderno exige mais. Não bastam o bem-estar dos pacientes ou a justiça social, é imperativo que esse sentimento de insegurança, a nossa incerteza, a nossa necessidade de proteção, culmine em algum resultado que possa ser quantificado como bem de consumo. Para diminuir nossa incerteza, não basta a observação, o tempo exíguo não nos permite uma espera longa demais. Como observou Sennet, o controle do tempo opera a corrosão do caráter. Não apenas o tempo como fator original, mas é através dele, ou da sua limitação, que esses mecanismos modernos se fazem presentes desestruturando os caracteres fundadores da relação entre as pessoas.

Somos instados, assim, com base numa avalanche de informações técnicas e científicas, a procurar uma resposta rápida, adaptada ao tempo pós-moderno, que só poderá vir do paradigma dominante, jamais de uma simples opinião. Dessa forma, o imperativo é medicalizar, não apenas aquelas condições objetivas, como uma terapêutica, mas também as subjetivas, como nossa angústia. Assim, a experiência subjetiva só é validada quando alicerçada por um instrumento, uma máquina, uma propedêutica que consiga olhar onde o olho e o pensar humano não alcançam.

Sobre esse aspecto parece haver concordância, mesmo entre os críticos da medicina, que os estudos científicos, a epidemiologia e a medicina fundada em provas contribuem, sem nenhuma dúvida, para o avanço da medicina. Porém, essa forma de pensar se vê condenada a se render a uma ideologização da dimensão científica e técnica, que tende a impor sua lei sobre as práticas clínicas ao ponto de negar a sua missão terapêutica, médica. Essa mudança não se faz sem beneficiários políticos e econômicos dos quais a indústria da sua saúde drena as magnificências.

A ideologia do capital é mesmo fabulosa. Tem uma propriedade tal de tomar para si valores, ideias e conceitos fundamentais do homem, que os transforma imediatamente em acumulação, em mercadoria para si próprio.

E de tal forma apropriada que o homem esquece que tais valores um dia foram seus, e os venera como pertencentes a um outro, superior ao mesmo homem.

Se Clavreul pensou na inexistência da relação médico-paciente em função da não existência do discurso do paciente frente ao poder médico, como pensar numa relação médico-paciente se não apenas um, mas se ambos estão sujeitos a um poder superior do qual eles têm pouco alcance, ou conhecimento? Não se estabelece aí uma relação entre dois sujeitos, ou melhor, na pós-modernidade eles não são verdadeiramente os sujeitos centrais da relação médica, mas periféricos no sistema médico-assistencial. Mergulhada e profundamente influenciada pelos imperativos da alta-modernidade, as magnificências esperadas dessa relação estão subjugadas aos interesses cujo resultado beneficia estruturas que se estabelecem muito além das paredes de um consultório ou um leito hospitalar.

Podemos pensar que a interferência dos fatores culturais e políticos de qualquer sociedade é um processo natural, constitutivo dessa relação. Mas o que se questiona é a preeminência desses fatores sobre uma relação que releva para o campo da subjetividade, da moral, da boa-vontade, aqueles princípios que deveriam ser o alicerce desse encontro, ou seja, a primazia dos princípios éticos da medicina.

Mas os médicos ignoram ou rejeitam essas críticas. Talvez, seja nessa despreocupação, natural num mundo que não a valoriza, que resida grande parte das dificuldades dos médicos em se contrapor ao declínio da sua profissão.

Por outro lado, o paciente, sem perceber, abandona a condição de cidadão e de sujeito – justamente essas que caracterizaram o triunfo da modernidade – para se transformar em um "consumidor de saúde". A relação médico-paciente deixa de ser uma relação entre dois para ser uma entidade em função do biopoder como observou Foucault. São muito interessantes as discussões que acompanhamos diariamente nos congressos, nas conversas com os administradores, nas entidades médicas, nas quais sempre são levantados os "custos", geralmente altos, da medicina, no sentido de se promover contenções de "gastos", sempre nos dizendo que os "recursos são finitos". Ora, há aí um paradoxo. É claro que devemos ser racionais com recursos econômicos. Mas creio que a palavra "custo" deva ser abolida. Afinal, alguém "ganha" ao término desse processo. Essa mudança não é um jogo de palavra. Ao fazermos essa troca, estaremos discutindo permanentemente que aquele custo gera sempre um ganho de outro. Os custos ficam para a sociedade, os ganhos para o sistema que se alimenta vorazmente dos custos.

Nesse sentido, podemos imaginar que todo o nosso esforço, extremamente gratificante no plano pessoal, funciona como um utilitário desse biopoder, e não como um bem humano, como um objetivo que tende a nos elevar. Todas as magnificências, como disse Gori e Del Volgo, nos enobrecem profundamente, mas não são a razão da alta-modernidade. Não são o centro do pensamento pós-moderno. Daí podermos supor que a relação médico-paciente não existe enquanto entidade pessoal, em que um tem como princípio a ajuda e o cuidado ao outro. Ambos estão em função de um outro sujeito, do homem comportamental, do *Homo œconomicus*.

Nesse aspecto, podemos imaginar que as razões éticas e morais que sustentam um indivíduo em sofrimento e sem perspectivas em um CTI não são apenas as razões de um esforço humanitário. Como uma entidade onipresente e superior, nelas estão implicadas, a vontade e a razão hipermoderna, o consumo, a produção de bens econômicos.

Mas esse "espírito" ético não basta para concretizar esse processo de coisificação da medicina. Nossa culpa ontológica, seja por razões sociológicas ou psíquicas, nos instiga a esse humanismo "demasiado humano" como disse Nietsche, nosso *furor curandis*. Freud nos adverte acerca do analista – podemos dizer também do médico –, sobre os perigos do desejo de curar, a ambição de fazer o bem. Sob a égide de uma ética médica inconscientemente elaborada por nossa angústia ou culpa, somos impulsionados a ir *apenas* até onde os limites da técnica nos permite. Ora, se conceitualmente esses limites são infinitos, então eles já foram categorizados, numerados, portanto, já chegamos a ele embora o classifiquemos como infinito.

Mas, ainda que continuemos a agir assim, não podemos nos esquecer que os benefícios dessa "magnificência" nem sempre estão em função do médico ou seu paciente. Sem esse pensar, o médico e seu paciente não se constituem sujeitos no sentido amplo da palavra, mas instrumentos de biopoder que perpassa essa relação sem que ambos se deem conta.

Essa reflexão, por certo, não aliviará a sua culpa. Mas pensando assim, o médico poderá se reconstruir enquanto sujeito, justamente esse personagem que a sociedade pós-moderna tende a excluir.

4.10 – A medicina *prêt-à-porter*

Algumas palavras se fazem ainda necessárias, já próximo ao final deste ensaio. Vimos que na visão de Sennet o tempo opera como normalizador do trabalho. O processo de reengenharia formula constantemente novos empreendimentos que de maneira rápida se tornam obsoletos, obrigando a inovação constante, sem que isso represente, verdadeiramente, algo novo.

Grande parte dos argumentos dos médicos para classificar sua insatisfação para com a profissão se dá no tempo atribuído a outras funções que o afastam do paciente. Mas o lugar junto ao paciente é reconhecido como gerador de satisfação. Entretanto, não se pode negar que várias ocupações que não estão diretamente ligadas à presença do paciente estão em função dele; o estudo, a consulta a um colega, o preenchimento de documentos, por exemplo. Mas seguindo o raciocínio de Sennet, nosso objetivo vai além dos fatos em si; preocupa-nos o significado desse tempo e suas consequências para com o sentimento de insatisfação observado nos médicos.

Para designar a medicina de nossos dias, o psicanalista Sérgio de Campos[374] introduz a expressão "medicina *prêt-à-porter*", em oposição a uma medicina que o autor chamou de "artesã". Essa medicina artesã não mais existe. A tecnologia ocupou um espaço que nos é indispensável. Porém, a expressão de origem francesa designa o que está "pronto para usar", serve-nos para um momento rápido de utilização; é também facilmente descartável. Parece-me que essa expressão cabe bem à medicina hipermoderna.

Mencionamos em capítulos precedentes vários exemplos de uma relação apressada do médico para com o seu paciente. Esse processo de aceleração do tempo promove várias armadilhas. Lembremo-nos dos estudos que nos informam que o médico interrompe a fala de seu paciente a cada 18 segundos. Isso se deu em 1984, creio que hoje deve ser muito menos. Vimos também que vários aspectos importantíssimos na promoção da saúde não são pesquisados ou inquiridos pelos médicos em rápidas consultas. Supomos que esse tema está bem exemplificado há algumas páginas atrás.

Todo esse processo contribui para o que Walter Benjamin chamou de a "ruína" ou "o desaparecimento da experiência". O autor nos instiga a pensar que a experiência é "matéria da tradição". Uma vez que

---

374 Cf. Campos, 2007. Termo de origem francesa, derivado do mercado da moda, e que quer dizer "pronto para usar".

a modernidade se postula como uma anulação ou oposição à tradição, a experiência se esvai junto a ela.

Benjamin discorre sobre a fragmentação dessa experiência recorrendo a Proust, dizendo que "fica por conta do acaso, se cada indivíduo adquire ou não uma imagem de si mesmo, e se pode ou não se apossar de sua própria experiência".[375] Acrescenta, ainda, que os fatos privados de nossa vida só são incorporados depois que se reduziram as chances de os fatos exteriores se integrarem à nossa experiência. Essa impressão também é compartilhada por Agamben (2004), uma vez que para ele isso não significa que não existam as experiências, mas elas se dão fora do homem, exteriores a ele.

As notícias de jornal são um exemplo dessa redução. Benjamin argumenta que o propósito dessa forma reduzida de informação consiste no isolamento dos acontecimentos do âmbito onde eles poderiam afetar a experiência dos leitores. É nesse sentido que a informação é excluída do campo da experiência, dado o fato que a informação simplificada e desconectada não se integra à tradição, daí não se constituir em experiência.

Um pouco mais adiante, Benjamin diz que "na substituição da antiga forma de narrativa pela informação, e da informação pela sensação, reflete-se a crescente atrofia da experiência".[376]

É nesse sentido que o tempo exíguo nos impele a colher informações na sua forma reduzida, telegráfica, podemos dizer assim. Já comentamos que nossos textos de medicina cada vez se ocupam menos da elaboração das ideias, apenas comunicam os seus resultados. Os *guidelines* são a quinta-essência desse apagamento da experiência. Neles, como em vários tratados de medicina, não há a narrativa de uma cultura, de uma tradição, que poderia se incorporar como experiência para o médico. Há apenas informações. Embora nos sejam úteis, elas remetem o conhecimento, a experiência, para um outro, para fora do homem, como constatou Agamben (2004). Mas a alta-modernidade não é mesmo o abandono, o esquecimento dessa tradição? Podemos dizer que, não havendo experiência a ser lembrada, não há mais memória.

Relembro aqui um texto do professor Luiz Otávio Savassi Rocha intitulado "A tecnologia e o exercício da clínica na contemporaneidade". O autor toma de empréstimo um texto de Jorge Luis Borges, "Funes, o memorioso". Pela capacidade de síntese que há no texto, transcrevo o trecho integral na forma como foi escrito pelo professor Savassi:

---

375 Cf. Benjamin, 1994, p. 106.
376 Cf. Ibidem, p. 107.

Peão de uma estância uruguaia no final do século XIX, Irineu Funes foi derrubado por um redomão e, a partir daí, ficou paralítico e perdeu a capacidade de esquecer, a ponto de se referir à própria memória como um 'despejadouro de lixos'. Nas palavras de Borges, seu personagem 'sabia as formas das nuvens austrais do amanhecer do trinta de abril de mil oitocentos e oitenta e dois e podia compará-las na lembrança aos veios de um livro encadernado em couro que vira somente uma vez e 'as linhas da espuma que um remo levantou no rio Negro na véspera da batalha de Quebracho'. Por conseguinte, Borges suspeitava que Funes 'não era muito capaz de pensar', pois pensar 'é esquecer diferenças, é generalizar, abstrair. No abarrotado mundo de Funes não havia senão pormenores, quase imediatos.[377]

Não podemos fugir à impressão de que nosso método de pensar na contemporaneidade nos remete ao personagem de Borges.

Não havendo experiência ou tradição a ser lembrada, os médicos acabam por declinar, como sustenta Sérgio de Campos, da nossa condição de sujeito, se protegendo da sua própria condição de sujeito nas informações dos manuais , dos *guidelines*, e não numa cultura.

O perigo da modernidade em seu momento mais alto é que os médicos acolhem essas informações pensando que elas os elevam ao *status* de detentores do conhecimento. Pela fragilidade dessas informações, pretensamente reconhecidas como experiência, o médico vê sua autoridade se esvaziando, referenciando-se sempre num *outro*, imaginando que se trata dele mesmo.

---

377 Cf. Rocha, 2004, p. 26.

CONCLUSÕES

5 – Renúncia à arte

"Em medicina tudo ou quase tudo dependendo de um golpe de vista ou de um instinto feliz, as certezas se encontram antes nas próprias sensações do artista do que nos princípios da arte".

Cabanis[378]

O que apresento, neste ensaio, é a intuição de um clínico sobre a medicina contemporânea, como que testando, na vida real, algumas formulações teóricas realizadas por pensadores contemporâneos.

Como percebeu Foucault, a clínica se "identifica com uma bela sensibilidade". Toda a arte médica provém, dessa forma, de um olhar atilado. Corvisart em 1808 dizia que a "teoria se cala ou desvanece quase sempre no leito dos doentes, para ceder lugar à observação e à experiência; se não é sobre o relato de nossos sentidos, sobre que se fundam a experiência e observação?".

Não podemos negar que ainda em nosso tempo é assim. A tecnologia exclui esses fundamentos? Mesmo que tenhamos nosso pensamento normalizado, toda dedução, ainda que baseada em rígidos protocolos, é formulada a partir de uma simples observação.

Mas podemos dizer, hoje em nosso tempo, que essa atitude é uma arte? Ou ainda: a arte se restringe à observação? Não podemos, jamais, recusar o saber científico ou técnico. Afinal, a sua utilização judiciosa se dá, também, a partir de uma criteriosa e técnica observação. Ainda que em nosso tempo a medicina seja instrumentalizada, nem assim a interpretação desses instrumentos foge à necessidade de uma observação que, ao final de um longo processo, se constitui como uma experiência.

Porém, o que nos ocupou neste ensaio foi a intercessão de vários fenômenos psíquicos, sociológicos e econômicos, que interferem e se associam na construção desse processo de observação. Contudo, não podemos separar o médico das influências de sua época. Portanto, o médico – e por extensão, a medicina – funcionam como uma janela para perscrutar os mecanismos operacionais de seu tempo.

---

378 Cabanis, Pierre-Jean-Georges: Filósofo e fisiologista francês (1757-1808), *apud* Foucault, 1998.

Mas esse tempo, como vimos, é formado por híbridos de uma cultura fundada na tradição e na vontade de apontar para o novo, o futuro. O médico, como todos, é sujeito a essas inferências e também responde a elas na mesma medida.

Voltemos novamente a Freud. Em *O mal-estar na civilização*, ele percebe que a persistência das nossas pulsões – a violenta e a sexual – nos colocou em uma cilada. Incapazes de viver numa civilização com total liberdade para exercê-las, tivemos de criar "métodos coercitivos" que nos causam profunda angústia ao termos que abdicar dessa liberdade. Daí, termos de recorrer, inexoravelmente, à segurança, à proteção para nos sentirmos um pouco melhor.

Numa profissão em que a regra é a incerteza, manter esse indivíduo nessas condições, tomado pelo receio onipresente da interpelação jurídica dos seus atos, pelo julgamento de um outro que lhe é estranho, o tornará subordinado, inexoravelmente, a ter de provar a todo momento as verdades da sua incerteza. Fatalmente, ele não terá outra alternativa senão recorrer à verdade científica. Apesar do enorme aumento de ações judiciais na América do Norte, esse movimento não reduziu os danos ao paciente. Porém, um novo e próspero nicho de economia se formou, apenas os advogados ganharam.[379] Mas como ainda esperar desse indivíduo sujeitado a uma qualquer arte, esse lugar entre o conhecido e o desconhecido? Essa fronteira é perigosa, repleta de incertezas; esse é o lugar do "abismo", como bem nomeou Heidegger.

Então, como exercer uma arte em um "tempo indigente"? A época pós-moderna se nos apresenta como uma estrutura localizada no tempo em que a insegurança e o medo nos tomam de tal forma que nosso esforço é a procura incessante por um espaço de segurança, de tranquilidade.

Na procura por segurança, a arte se esvai substituída por um uma longa retórica de minúcias, sem a preocupação com a sua essência, seu sentido.

Justamente desprovida de uma reflexão sobre sua essência, a técnica toma o lugar da arte perdida. Na procura de um alívio para nossas incertezas, não podemos nos expor ao risco de um abismo, sob pena de aumentar nossa angústia. Por conseguinte, recorremos à técnica não apenas como um instrumento propedêutico ou terapêutico, mas como uma âncora para todas as nossas incertezas. Nesse contexto, ela perde o seu caráter de instrumento da observação, ela torna-se *toda a* observação.

---

379 Cf. Sttudert et al., 2004.

Quando se fala de uma "ideologização" da dimensão científica e técnica, isso se dá justamente pelo predomínio contemporâneo da razão técnica sobre o sentido e a essência das coisas. E, por extensão, ao seu resultado econômico, expresso como biopoder.

Os médicos suspeitam disso, mas a coisificação hipermoderna obscurece o sentido desse fenômeno ideológico, autorizam-no como autêntica verdade, tornando esse processo de certa forma natural; mas não sem um sentimento de angústia percebido como insatisfação.

Os trabalhos que cuidamos de estudar neste ensaio dão conta da quantificação dessa insatisfação dos médicos, mas não ousam, quando escrito por médicos, a supor sobre a sua origem; quando muito chegam a dizer que os médicos perderam a sua autonomia. Mas isso ainda é uma consequência e não causa. Já os filósofos são criticados por chegarem a essas conclusões sem o auxílio da vivência, da experiência. Os médicos bem que poderiam-se permitir a essa aventura, afinal podem deitar seu olhar sobre esses dois universos, ampliar sua clínica para o vasto mundo. Porém, cercados de um inimaginável aparato técnico, eles continuam a verem-se sós.

A medicalização da existência poderia significar, para o médico, o triunfo do seu poder de influência na sociedade contemporânea. Por ouro lado, lembrando as palavras de Max Weber, quis o destino que ela se transformasse numa jaula de ferro. A medicalização como mecanismo instrumentalizador e normalizador da sociedade pós-moderna, ao contrário do pretendido pelo médico e criticado por Clavreul, expandiu-se de forma a constituir-se uma ideologia, acabando por isolar o médico, empalidecendo a sua influência, transferindo esse poder para uma superestrutura econômica, cujo *espírito*, segundo Weber, é a acumulação. O conjunto de todo esse processo pós-moderno é o alicerce do sujeito instrumentalizado.

É assim que esse médico, achando-se beneficiado por essa ordem, não só confundido mas fundamentalmente identificado com ela, tornou-se incapaz de subvertê-la.

De tal forma que as afirmações de Virchow e Foucault dizendo que "a medicina é a política" se mostram empalidecidas na pós-modernidade.

O conceito ético também acabou por se reduzir a uma retórica incapaz de emancipar o sujeito. Empregada apenas como "guia moral", sem estar associada a uma transcendência, a discussão da ética se vê diminuída a padrões de etiqueta, limitada apenas enquanto um conjunto de normas que pretendem regular a "justa" e "atualizada" aplicação da técnica.

Para que a arte se imponha, restituindo ao médico a condição de sujeito político na sociedade, haveria a necessidade de ele se habituar ao "abismo" de que falou Heidegger. Lá, onde toda a arte reside. A recusa desse espaço, a procura da segurança consubstanciada na técnica e não na condição de sujeito, faz com que o médico renuncie à arte para se tornar um instrumento humano da técnica.

Por fim, desatados de uma essência, tentamos nos proteger de uma insegurança ontológica, elegemos a frágil ciência como sólido e único tronco de salvação.

Difícil nesse ambiente hermético o médico se aventurar a pensar nas palavras de Hölderlin: "Porém, onde está o perigo, cresce, também a salvação".

6 – Sobre uma medicina a ser inventada

Os princípios da medicina estão na contramão da pós-modernidade; mas os médicos não.

Pelo que estudamos, não podemos dizer que a primazia do cuidado ao doente, sua autonomia, como também a justiça social, são os elementos fundamentais dessa nossa época. A estruturação de nosso modelo de sociedade fez com que nosso corpo não esteja em função do sujeito que nele habita, mas se construa como estrutura de biopoder.

De tal forma que a nossa ação de escutar, prevenir, diagnosticar e tratar, ainda que traga inequívocos proveitos para a sociedade, acabam por ter maior relevância na organização das estruturas econômicas e políticas, por transformar princípios em utilitários, a ética em etiqueta, o sujeito em objeto.

Nesse sentido, os clássicos princípios da medicina não dão conta de aliviar nossa insatisfação.

Porém, eles insistentemente estão em nossa volta e em nossa linguagem. Jamais poderemos deles nos abdicar, sob o risco de a medicina se reduzir a uma mera técnica.

Nesse contexto, esses princípios funcionariam como um vigoroso mastro do pensamento médico, mas não – como ele imagina e diz – o seu leme.

Mas que medicina seria possível para subverter, ou pelo menos se contrapor a isso?

Façamos um rápido exercício – temos liberdade para isso – e pensemos na finitude do infinito. Explico melhor. As descobertas científicas trazem grandes transformações técnicas em curtos espaços, de geração

Ricardo de Menezes Macedo

a geração. A cada avanço somos instados a dizer que isso não tem fim. A recente revolução digital acelera ainda mais esse sentimento. De tal forma que o conceito de infinito na ciência não pode ser alcançado, mas pode ser categorizado: por já sabermos que o seu horizonte é de evolução técnica permanente e, havendo as condições para isso, já sabemos como ele estará no futuro, em permanente evolução. É como se soubéssemos como será o seu perfil, mas não sabemos seus detalhes. Portanto, esse infinito da ciência já pode ser classificado como tal, portanto é finito enquanto conceito que estará em permanente expansão. Podemos supor que é como o Universo, é infinito mas nos causa ainda uma maior curiosidade o que está além desse infinito.

Pois bem, isso não é um jogo de palavras. A técnica médica que nos estará disponível amanhã pode ser infinita, mas por já o sabermos assim, não deveria nos causar tanta surpresa a perspectiva sobre as novidades que virão, já que sabemos ser infinita. De tal forma que essa expectativa dá mais e mais ciência, conceitualmente chegou a um termo. Sabemos que será assim. De tal forma que a enormidade de informações que nós médicos recebemos hoje perde de certa forma o seu charme, já que a ele temos acesso. Assim o médico deveria caminhar para além desse infinito ao qual chegamos, ir além.

A esse ir além, poderíamos chamar de uma "Medicina a ser Inventada", expressão cunhada pelo psicanalista Célio Garcia. Ao refutarmos o que temos hoje como nosso limite e tentarmos uma transcendência, essa nova medicina já estará em construção, portanto, desde então, já existirá. O paradoxo da medicina contemporânea nos dá condições de estabelecermos que o infinito dessa "medicina a ser inventada" é ainda mais amplo e inexplorável do que a infinitude da técnica e da ciência.

Por ser híbrida, se situando entre uma medicina puramente artesã que não mais existe, e por já não podermos renunciar a toda a técnica, a medicina como arte – também a ser inventada –, seja a única alternativa de nos tornarmos sujeitos, instigando-nos a pensar para além do que aí está.

Mas seria mesmo um esforço sobre-humano tentarmos aproximar o médico ainda mais do abismo, lá onde habita a arte. Lá, a incerteza, traduzida como angústia, deixa de ser nossa aliada e deve ser eliminada a qualquer custo.

Acolher a arte é um processo temeroso, diríamos mesmo improvável. Mas creio que esse sujeito não tem outra escolha. Ou mergulha inexoravelmente na instrumentalização da sua arte, desqualificando-a enquanto tal, ou se lança a uma temerosa aventura de pensar e questionar o mundo.

Ao final desse trabalho, penso que aqui cabe a reflexão de Max Weber que aparece nas últimas páginas de *A ética protestante e o 'espírito' do capitalismo*:

> a busca da riqueza, despida de seu significado ético e religioso, tende a ser associada a paixões puramente mundanas, que lhe dão com frequência [frequência] um caráter de esporte [...] Ninguém sabe quem viverá, no futuro, nesta prisão ou se, no final deste tremendo desenvolvimento surgirão profetas inteiramente novos, ou se haverá um grande ressurgimento de velhas idéias [ideias] e ideais ou se, no lugar disso tudo, uma petrificação mecanizada ornamentada com um tipo de convulsiva auto significância [autossignificância]. Neste último estágio de desenvolvimento cultural, seus integrantes poderão de fato ser chamados de "especialistas sem espírito, sensualistas sem coração; nulidades que imaginam ter atingido um nível de civilização nunca antes alcançado".

REFERÊNCIAS

Abbagnano, N. *Dicionário de Filosofia*. 3.ed. São Paulo, Martins Fontes, 1998, 1014p.

Adorno, T. W. O ensaio como forma. In: *Notas de Literatura I*. 1.ed. São Paulo, Ed. 34, 2003, 176 p.

Agamben, G. *Homo sacer: o poder soberano e a vida nua*. 1.ed. Belo Horizonte, Ed. UFMG, 2004, 207p.

Agamben, G. *Infância e história: ensayo sobore la destrucción de la experiencia*. Buenos Aires, Adriana Hidalgo Ed., 2004, *apud* Campos, S. Reflexões sobre o fim da experiência na medicina. In: *Curinga: Nomes do amor*. Belo Horizonte, Escola Brasileira de Psicanálise, n.24, p.131-5, 2007.

American Thoracic Society. Guidelines for the initial management of adults with communit--acquired pneumonia: diagnosis, assessment of severity, and initial antimicrobial therapy. *Am Rev Respir Dis*, v.148, p.1418-26, 1993.

American Thoracic Society. Guidelines for the initial management of adults with community-acquired pneumonia: diagnosis, assessment of sevetiry, antimicrobial therapy, and prevention. *Am J Respir Crit Care Med*, v.163, p.1730–54, 2001.

Andersson, S. O.; Mattsson, B. Lengths of consultations in General practice in Sweden-Views of doctors and patients. *Family Practice*, v.6, p.130-4, 1989.

Andrade, C. D. de. A máquina do mundo. In: *Poesia Completa*. 1. ed. Rio de Janeiro. Ed. Nova Aguilar, 2002, 1596p.

Andrade, M. F.; Andrade, R. C. G.; Santos, V. Prescrição de psicotrópicos: avaliação das informações contidas em receitas e notificações. *Rev Bras Ciênc Farm*, v.40, n.4, p.471-9, 2004.

Angell, M. A broken system. *Jama*, v.300, n.9, p.1069-71, 2008.

Angell, M. Drug Companies & Doctors: a story of corruption. *New York Review of Books*, New York, v.56, n.1, 2009.

Appelbaum, P. C. World-wide development of antibiotic resistence to pneumococci. *Eu J Clin Microbiol*, v.6, p.367-77, 1987.

Arendt, H. *A condição humana*. 10.ed. Rio de Janeiro, Forense Universitária, 2007, 352p.

_____, H. Condition de l'homme moderne. Paris, Calmann-Lévy, 1961. In: Fassin, D. *Biopolitique*. In: *Dictionnaire de La pensée médicale*. 1.ed. Paris, Presses Universitaires de France, 2004, p.176-9.

Arroyo, C. S. *Qualidade de serviços de assistência à saúde: o tempo de atendimento da consulta médica*. [Tese de Doutorado]. Universidade de São Paulo. São Paulo, 2007, 129p.

Assis, Machado de. O alienista. In: *Contos: uma antologia*. São Paulo, Companhia das Letras, 1998, p.273-327.

Bacher, A. De la medicine considérée politicament. Paris, ano IX da Revolução Francesa *apud* Foucault, M. *O nascimento da clínica*. 5.ed. Rio de Janeiro, Forense-Universitária, 1998, 241p.

Bauman, Z. *O mal-estar da pós-modernidade*. Rio de Janeiro, Ed. Jorge Zahar, 1998, 272 p.

Beck, U. *Risk society: towards a new modernity*. Sage, London, 1992 *apud* Hier, P. S. Risk and panic in late modernity: implications of the coverging sites of social anxiety. *British Journal of Sociology*, v.54, p.3-20, 2003.

Beckman, H. B.; Frankel, R. M. The effect of physician behavior on the collection of data. *Ann Intern med*, v.101, p.692-6, 1984.

Bekelman, J. E.; Li, Y.; Gross, C. P. Scope and impact of financial conflicts of interest in biomedical research: a systematic review. *Jama*, v.289, n.4, p.454-65, 2003.

Belkin, B. M.; Neelson, F. A. The art of observation: William Osler and the method of Zadig. *Ann Int Med*, v.116, p.863-6, 1992.

Benjamin, W. A obra de arte na era de sua reprodutividade técnica. In: *Obras escolhidas: Magia técnica, arte e política*. São Paulo, Ed. Brasiliense, v.1, 1996, p.165-96.

_____, Benjamin, W. Charles Baudelaire: um lírico no auge do capitalismo – alguns temas em Baudelaire. *Obras escolhidas*. v.III. 3.ed. São Paulo, 1994, p.151-84.

_____, Benjamin, W. Experiência e pobreza. In: Obras escolhidas. *Magia técnica, arte e política*. São Paulo, Ed. Brasiliense, v.1, 1996, p.114-9.

Blank, L.; Kimball, H.; Mc Donald, W.; Merino, J. Medical professionalism in the new millennium: a physician charter 15 months later. *Ann Intern Med*, v.138, p.839-41, 2003.

Blech, J. *Les inventeurs de maladies*, Arles, Actes Sud, 2005 *apud* Gori, R., Del Volgo, M. J. *Exilés de l'intime: La médecine et la psychiatrie au service du novel ordre économique*. 1.ed. Paris, Denoël, 2008, 344p.

Boden, W. E. et. al. Optimal medical therapy with or without PCI for stable coronary disease. *N Engl J Med*, v.356, p.1503-16, 2007.

Bodenheimer, T. The American health care system: physicians and the changing medical marketplace. *N Engl J Med*, v.340, p.584-8, 1999.

Borges, J. L. Funes o memorioso. In: Borges, J. L. *Obras completas*. v. I,São Paulo, Ed. Globo, 1998, p.539-46.

Bowen, J. Educational strategies to promote clinical diagnostic reasoning. *N Eng J Med*, v.355, n.21, p.2217-25, 2006.

Bowling, A. The hospitalisation of death: should more people die at home? *Journal of Medical Ethics*, v.9, p.158-61, 1983.

Bozkurt, B.; Agoston, I.; Knowlton, A. A. Complications of inappropriate use of spironolactone in heart failure: when an old medicine spirals out of new guidelines. *J Am Coll Cardiol*, v.41, p.211-214, 2003.

British Thoracic Society Standards of Care Comittee. (BTS) Guidelines for the management of community-acquired pneumonia in adults. *Thorax*, v.56 (SV), iv 1-64, 2001.

Britt, H.; Bhasale, A.; Miles, D. A.; Meza, A.; Sayer, G. P.; Angelis, M. The sex of the general practitioner: a comparison of characteristics, patients, and medical conditions managed. *Med Care*, v.34, p.403-15, 1996.

Britt, H-.; Valenti, L.; Miller, G. Determinants of consultation length in Australian general practice. *Medical Journal of Australia*, v.183, p.68-71, 2005.

Cabanis, P-J. G. *Du degré de certitude*. 13.ed. Paris, 1819 *apud* Foucault, M. *O nascimento da clínica*. 5.ed. Rio de Janeiro, Forense-Universitária, 1998, 241p.

Campbell, E.G. et al. Institutional Academic–Industry Relationships. *Jama*, v.298, n.15, p.1779-86, 2007.

Campos, S. Reflexões sobre o fim da experiência na medicina. In. *Curinga: nomes do amor*. Belo Horizonte, Escola Brasileira de Psicanálise, n.24, 2007, p.131-5.

Canguilhem, G. *O normal e o patológico*. 5.ed. Rio de Janeiro, Ed. Forense universitária, 2002, 307p.

Carneiro, M. B.; Gouveia, V. V. *O médico e seu trabalho: aspectos metodológicos e resultados do Brasil*. Brasília, Conselho Federal de Medicina, 2004, 236p.

Carr-Hill, R.; Jenkins-Clarke, S.; Dixon, P.; Pringle, M. Do minutes count? Consultation lengths in general practice. *Journal of Health Services & Research Policy*, v.3, p.207-213, 1998.

Chawla, A.; Gunderman, R. B. defensive medicine: prevalence, implications, and reco-mendations. *Acad Radiol*, v.15, p.948-9, 2008.

Chuck, J. M.; Nesbitt, T. S.; Kwan J.; Kam, S. M. Is being a doctor still fun? *West J Med*, v.159, p.665-9, 1993.

Clavreul, J. *Poder e impotência do discurso médico*. São Paulo, Ed. Brasiliense, 1983, 274p.

Cochrane, A. L., Effectiveness and efficiency. Random reflections on health services. London, *Royal Society of Medicine*, 1999 *apud* Singing, C. Critiques de la medicine. In: Lecourt, D. *Dictionnaire de La pensée médicale*. 1.ed. Paris, Presses Universitai-res de France, 2004, 1270p.

Colhoun, H. M.; Mckeigue, P. M.; Davey Smith, G. Problems of reporting genetic associations with complex outcomes. *Lancet*, v.361, p.865-72, 2003.

Collucci, C. Venda de calmante dispara no Brasil. *Jornal Folha de S.Paulo*, 16 jan. 2011.

Conselho Federal de Medicina. *Código de ética médica: resolução CFM 1246/88*. 3.ed. Brasília, 1996, 95p.

Corvisart, J. N. *Prefácio à tradução de Auenbrugger. Novelle méthode pour reconnaitre les maladies internes de la poitrine*. Paris, 1808 *apud* Foucault, M. *O nascimento da clínica*. 5.ed. Rio de Janeiro, Forense-Universitária, 1998, 241p.

Costa, J. F. *Ordem médica e norma familiar*. 2.ed. Rio de Janeiro, Edições Graal, 1983, 282p.

Costa, S. I. F.; Garrafa, V.; Oselka, G. *Iniciação à bioética*. Brasília, Conselho Federal de Medicina, 1998, p.302.

Cunha, A. G. *Dicionário etimológico nova fronteira da língua portuguesa*. 2.ed. Rio de Janeiro, Ed. Nova Fronteira, 1997, 977p.

DeAngelis, C. D.; Fontanarosa, P. B. Impugning the integrity of medical science: the adverse effects of industry influence. *Jama*, v.299, n.15, p.1833-6, 2008.

DeMaria, A. N. Clinical trials and clinical judgment. *J Am Coll Cardiol*, v.51, p.1120-1121, 2008.

Descartes, R. *As meditações metafísicas*. 1.ed. Lisboa, Didática Ed., 2000, 192p.

Deveugele, M.; Derese, A.; Brink-Muinen, A. V. D.; Bensing, J.; De Maeseneer, J. Consultation length in general practice: cross sectional study in six European contries. *BMJ*, v.325, p.472-7, 2002.

Devoe, J.; Fryer, G.; Hargraves, L.; Phillips, R.; Green, L. Does career dissatisfaction affect the ability of family physicians to deliver high-quality patient care? *J fam Pract*, v.51, p.223-8, 2002.

Deykin, D. Current status of anticoagulant therapy. *Am J Med*, v.72, n.4, p.659-64, 1982.

Dias, R. C. P. Resenha: modernidade e identidade. *Psicologia & Sociedade*, v.17, n.3, p.80-1, 2005.

DiMatteo, M. R. et al. Physicians' characteristics influence patients' adherence to medical treatment: results from the medical outcomes study. *Health Psychol*, v.12, p.93-102, 1993.

Dugdale, D. C.; Epstein, R.; Pantilat, S. Z. Time and the patient-physician relationship. *J Gen Intern Med*, v.14, p. S34-S40, 1999.

Eagle, K. A. et al. Guideline-based standardized care is associated with substantially lower mortality in medicare patients with acute myocardial infarction. *J Am Coll Cardiol*, v.46, p.1242-8, 2005.

Elias, N. *La soletude des mourants*. Paris, Christian bourgais, 1988 *apud* Gori, R.; Del Volgo, M. J. *Exilés de l'intime*: *La médecine et la psychiatrie au service du novel ordre économique*. 1.ed. Paris, Denoël, 2008, 344p.

Emanuel, E. J.; Dubler, N. N. Preserving the physician-patient relationship in the era of managed care. *Jama*, v.273, p.323-9, 1995.

Falci, A. et al. *Harrison's principles of internal medicine*. 17.ed. Rio de Janeiro, Mc Gra -Hill, 2008. 2650p.

Fassin, D. Biopolitique. In: Lecourt, D. *Dictionnaire de La pensée médicale*. 1.ed Paris, Presses Universitaires de France, 2004, 1270p.

File, J.R. et al. A multicenter, randomized study comparing the efficacy and safety of intravenous and/or oral levofloxacin versus ceftriaxone and/or cefuroxime axetil in treatment of adults with community-acquired pneumonia. *Antimicrob Agents Chemother*, v.41, n.9, p.1665-972, 1997.

File, J. R. et al. Guidelines for Empiric antimicrobial Prescribing in Communit-Acquired Pneumonia, *Chest,* v.125, p.1888-901, 2004.

Filho, J. B. M. *A tradição da loucura, Minas Gerais – 1870/1964*. Belo Horizonte, UFMG Coopmed, 1992, 159p.

Filho, N. A.; Rouquayrol, M. Z. *Introdução à epidemiologia moderna*. 2.ed. Belo Horizonte, Coopmed Ed., 1992, 110p.

Foucault, M. Direito de morte e poder sobre a vida. In: *História da sexualidade: a vontade de saber*. 13.ed. Rio de Janeiro, Graal, 1999, p.127-49.

_____. *Microfísica do poder: o nascimento da medicina social*. 16. ed. Rio de Janeiro, Graal, 2001, p.79-98.

_____. *Nascimento da biopolítica*. São Paulo, Martins Fontes, 2008, 474p.

_____. *O nascimento da clínica*. 5.ed. Rio de Janeiro, Forense-Universitária, 1998, 241p.

Fourrier, F. Evidence-based medicine. In: Lecourt, D. *Dictionnaire de La pensée médicale*. 1.ed. Paris, Presses Universitaires de France, 2004, p.462-6.

França, J. L.; Vasconcelos, A. C. *Manual para normalização de publicações técnico-científicas*. 2.ed. Belo Horizonte, Ed. UFMG, 2009, 258p.

Frank, E.; Mcmurray, J. E.; Linzer, M.; Elon, L. Career satisfaction of US women physicians: results from the women physicians' health study. *Arch Intern Med*, v.159, p.1417 26, 1999.

Freeman, G. K. et al. Evolving general practice consultation in Britain: issues of length and context. *BMJ*, v.324, p.880-2, 2002.

Freud, S. *A questão da análise leiga*. Edição standard brasileira das obras completas de Sigmund Freud. Rio de Janeiro. Imago Ed., v.XX, 1976a, p.209-83.

_____. *Moral sexual civilizada e doença nervosa moderna*. Edição standard brasileira das obras completas de Sigmund Freud. Rio de Janeiro, Imago Ed., v.IX, 1976b, p.187-208.

_____. *O mal-estar na civilização*. Edição standard brasileira das obras completas de Sigmund Freud. Rio de Janeiro, Imago Ed., v.XXI, 1974a, p.73-171.

_____. *Projeto para uma psicologia científica*. Edição standard brasileira das obras completa de Sigmund Freud. Rio de Janeiro, Imago Ed., v.I, 1977, p.382.

_____. *Sobre a psicoterapia*. Edição standard brasileira das obras completas de Sigmund Freud. Rio de Janeiro, Imago Ed., v.VII, 1972, p.267-78.

_____. *Totem e tabu*. Edição standard brasileira das obras completas de Sigmund Freud. Rio de Janeiro, Imago Ed., v.XIII, 1974b, p.13-191.

Frist, W. H. Health Care in the 21st Century. *N Engl J Med*, v.352, p.267-72, 2005. Fitzgerald, F. T. From Galen to Xerox: the authoritarian reference in medicine. *Ann Intern Med*, v.96, p.245-6, 1982.

Gatrell, A. C.; Harman, J. C.; Francis, B. J.; Thomas, C.; Morris, S. M.; Mcillmurray, M. Place of death: analysis of cancer deaths in part of North West England. *J Publ Helth Med*, v.25, n.1, p.53-8, 2003.

Gay, P. *Freud, uma vida para o nosso tempo*. São Paulo, Ed. Shwarcz (Cia. das Letras), 2002, 719p.

Gerstein, H. C.; Pogue, J.; Mann, J. F.; Lonn, E.; Dagenais, G. R.; Mcqueen, M.; Yusuf, S. Hope investigators. The relationship between dysglycaemia and cardiovascular and renal risk in diabetic and non-diabetic participants in the HOPE study: a prospective epidemiological analysis. *Diabetologia*, v.48, p.1749-755, 2005.

Giddens, A. *Consequences of Modernity.* California: Stanford University Press, 990 *apud* Hier, P.S. Risk and panic in late modernity: implications of the coverging sites of social anxiety. *British Journal of Sociology,* v.54, p.3-20, 2003.

_____. Giddens, A. *Modernidade e identidade.* Rio de Janeiro, Jorge Zahar, 2002, 233p.

Goff, D. C.Jr. et al. Prevention of cardiovascular disease in persons with type 2 diabetes mellitus: current knowledge and rationale for the action to control cardiovascular risk in diabetes (Accord) trial. *Am J Cardiol,* v.99, p.s4-s20, 2007.

Goldhader, S. Z. *Embolia pulmonar.* In: Braunwald, *Tratado de doenças cardiovasculares.* 7.ed. Rio de Janeiro, Saunders, 2006, p.1789-806.

Goldman, L. et al. *Cecil. Textbook of Medicine.* 23.ed. Rio de Janeiro, Saunders, 2008, 3120p.

Gomes, J. C. M.; França, G. V. O erro médico. In: Costa, I. F; Oseka, G; Garrafa, V. *Iniciação à bioética.* Brasília, Conselho Federal de Medicina, p.243-56, 1998.

Gori, R.; Del Volgo, M. J. *Exilés de l'intime*: *La médecine et la psychiatrie au service du novel ordre économique.* 1.ed. Paris, Denoël, 2008, 344p.

_____. Gori, R.; Del Volgo, M. J. *La santé totalitaire: essai sur la médicalization de l'existence.* 1.ed. Paris:Denoël, 2005, 264p

Grenier, B. Décision médicale. In: Lecourt, D. *Dictionnaire de La pensée médicale.* 1.ed. Paris, Presses Universitaires de France, 2004, p.307-310.

_____. Grenier, B. Des conduites à tenir à une décision médicale rationalisée. *Rean Urg,* v.4, p.667-72, 1995.

Grumbach, K.; Osmond. D.; Vranizan, K.; Jaffe, D.; Bindman, A. B. Primary care physicians' experience of financial incentives in managed care systems. *N Engl J Med,* v.339, p.1516-21, 1998.

Hacking, I. Philosophie et histoire des concepts scientifiques. In: *Résumés de cours.* College de France, Paris, 1991. Disponível em: <www.college-de-france.fr/media/historique/UPL46356_UPL35836_ihackingres0102.pdf>. Acesso em: 20 abr. 2009.

Halm, E.; A, Teirstein, A. S. Management of community-acquired pneumonia. *N Engl J Med,* v.347, n.25, p.2039-45, 2002.

Heidegger, M. A origem da obra de arte. In: *Caminhos de floresta.* Ed. Fundação Calouste Gulberkian, Lisboa, 2002a, 453p.

_____. Heidegger, M. A questão da técnica. In: *Ensaios e conferências.* 2.ed Petrópolis, 2002b, 269p.

_____. Para quê poetas? In: *Caminhos de floresta.* Ed. Fundação Calouste Gulberkian, Lisboa, 2002c, 453p.

Hier, P. S. Risk and panic in late modernity: implications of the coverging sites of social anxiety. *British Journal of Sociology,* v.54, p.3-20, 2003.

Hoffman, I. Panic disorder. *N Engl J Med,* v.355, n.10, p.1067, 2006.

Hollway, W.; Jefferson, T. The risk society in an age of anxiety: situating fear of crime. *British Journal of Sociology,* v.48, n2, p.255-66, 1997.

Houaiss, A. *Dicionário Houaiss da língua portuguesa*. Rio de Janeiro, Ed. Objetiva, 2001, 2922p.

Hugnet, G. Antidépresseurs: la grande intoxication, Paris, Le Cherche-Midi, 2004. *apud* Gori, R.; Del Volgo, M. J. *Exilés de l'intime: La médecine et la psychiatrie au service du novel ordre économique*. 1.ed. Paris, Denoël, 2008, 344p.

Hutton, C.; Gunn, J. Do longer consultations improve the management of psychological problems in general practice? A systematic literature review. *BMC Health Services Research*, v.7, p.71-86, 2007.

Iglehart, J.K. The new era of medical imaging: progress and pitfalls. *N Engl J Med*, v.354, p.2822-8, 2006.

Ignácio, V. T. G.; Nardi, H. C. A medicalização como estratégia biopolitíca: um estudo sobre o consumo de psicofármacos no contexto de um pequeno município do Rio Grande do Sul. *Psicologia & Sociedade*, v.19, n.3, p.88-95, 2007.

Illich, I. *A expropriação da saúde: nêmesis da medicina*. 4.ed. Rio de Janeiro. Ed. Nova Fronteira, 1975, 196p.

Illich, I. A obsessão da saúde perfeita. *Le Monde Diplomatique-Brasil*, São Paulo, Ed. Instituto Pólis, v.12, 01 dez. 1999.

_____. Ioannidis, J. P. A. Genetic associations: False or true? *Trends Mol Med*, v.9, p.135-8, 2003.

Ioannidis, J. P. A.; Trikalinos, T. A. Early extreme contradictory estimates may appear in published research: The Proteus phenomenon in molecular genetics research and randomized trials. *J Clin Epidemiol*, v.58, p.543-9, 2005.

_____. Ioannidis, J. P. A. Microarrays and molecular research: Noise discovery? *Lancet*, v.365, p.454-5, 2005a.

_____. Ioannidis, J. P. A. Why most published research findings are false. *PLoS Med*, v.2, n.8, e.124, p.696-701, 2005b.

Jaeger, W. *Paideia*. 3.ed. São Paulo, Martins Fontes Ed., 1995, 1413p.

Janus, K.; Amelungb, V. E.; Gaitanides, M.; Schwartz, W. F. German physicians "on strike"– shedding lighton the roots of physician dissatisfaction. *Health Policy*, v.82, p.357-65, 2007.

Jorge, A. O. et al. *Duas faces da mesma moeda; microrregulação e modelos assistenciais na saúde suplementar*. Rio de Janeiro, Agência Nacional de Saúde Suplementar. 2005.

Kachalia, A.; Mello, M. M. New directions in medical liability reform. *N Engl J Med*, v.364, p.1564-73, 2011.

Kaiser Family Foundation. National survey of physicians part III: doctors' opinions about their profession, march, 2002. Accessed December 8, 2003, at: <www.kff.org kaiserpolls/20020426c-index.cfm>.

Kassirer, J, P. Doctor discontent. *N Engl J Med*, v.339, p.1543-45, 1998.

Katon, W. J. Panic disorder. *N Engl J Med*, v.354, p.2360-67, 2006.

Kennedy, T. J. T.; Regehr, G.; Currie, E.; Curri, R.; Baker, G. R.; Lingard, L. Preserving professional credibility: grounded theory study of medical trainees' requests for clinical support. *BMJ*, v.338, p.1-17, 2009.

Keshavjee, S. Medicine and money: the ethical transformation of medical practice. *Medical Education*, v.38, p.271-5, 2004.

King, S. B. et al. A randomized trial comparing coronary angioplasty with coronary bypass surgery. *N Engl J Med*, v.331, p.1044 -50, 1994.

Kondro, W.; Sibbald, B. Drug company experts advised staff to with hold data about SSRI use in children. *CMAJ*, v.170, n.5, p.783, 2004.

Kroenke, K. et al. Similar effectiveness of paroxetine, fluoxetine, and sertraline: a randomized trial. *Jama*, v.286, n.23, p.2947-55, 2001.

Kurz, R. A guerra contra os judeus. *Folha de S.Paulo*, São Paulo, 11 jan. 2009. Caderno Mais!

_____. Filosofia como farsa. *Folha de S.Paulo*, São Paulo, 09 jul. 2000. Caderno Mais!

_____. *O colapso da modernização: da derrocada do socialismo de caserna à crise da economia mundial*. 3ed. Rio de Janeiro, Ed. Paz e Terra, 1993, 244 p.

_____. O homem reduzido: ciências e economia se unem hoje contra a reflexão crítica sobre a sociedade. *Folha de S.Paulo*, São Paulo, 03 out.1999. Caderno Mais!

_____. O tédio mortal da modernidade. *Folha de S.Paulo*, São Paulo, 28 nov.1999. Caderno Mais!

Kuttner, R. Market-based failure – a second opinion on U.S. health care costs. *N Engl J Med, v.*358, p.549, 2008.

Labra, E. M. Política e medicina social no Chile: narrativas sobre uma relação difícil. *História, Ciências, Saúde* – Manguinhos, VII(1), 2000. p.23-47.

Laplantine, F. *Anthropologie de la maladie*. 2.ed. Paris, Éditions Payot, 1992, 411p.

Latour, B. *Jamais fomos modernos: ensaio de antropologia simétrica*. 1.ed. Rio de Janeiro, Ed. 34, 2004, 149 p.

Le Coz, P. *Petit traité de la décision médicale*. Paris, Seuil, 2007, 196p.

Lecorps, P.; Paturet, J. B. *Santé publique du biopouvoir à la démocratie*. Rennes, Édition ENSP, 1999, 186p.

Lecourt, D. *Dictionnaire de la pensée médicale*. 1.ed. Paris, Presses Universitaires de France, 2004, 1270p.

Leigh, J. P.; Kravitz, R. L.; Schembri, M.; Samuels, S. J.; Mobley, S. Physician career satisfaction across specialties. *Arch Intern Med*, v.162, p.1577-84, 2002.

Lipovetsky, G. *Os tempos hipermodernos*. 1.ed. São Paulo, Ed. Barcarola, 2004, 129 p.

Löwy, M. O capitalismo como religião. *Folha de S.Paulo*, Caderno Mais!, 18 set. 2005.

Lundberg, G. D. Evidence-based medicine or faith-based medicine? Medgenmed [Computer File]: *Medscape General Medicine*, v.6, n.4, p.32, 2004. Disponível em: <www medscape.com/viewarticle/494069 >. Acesso em: 22 mai. de 2013.

Lupton, D. *Foucault and the medicalisation Critique*. In: Peterson, A. and Bunton, R. *Foucault, health and medicine*, Londres, Routledge, 1997, 288p.

Machado, M. H. *Os médicos e sua prática profissional: as metamorfoses de uma profissão*. Rio de Janeiro, Instituto Universitário de Pesquisas do Rio de Janeiro, Fiocruz, 1997, 244p.

Malta, D. C.; Cecílio, L. C. O.; Jorge, A. O.; Aciole, G. G. *Duas faces da mesma moeda: microrregulação e modelos assistenciais na saúde suplementar*. Ministério da Saúde, Agência Nacional de Saúde Suplementar. Rio de Janeiro, Ministério da Saúde, 2005, 270p.

Malta, D. C; Merhy, E. E. *A micropolítica do processo de trabalho em saúde: revendo alguns conceitos*. (mimeo), [199-] apud Moreira, H. H. S. *O acolhimento no SUS em Belo Horizonte: uma proposta inacabada*. [Tese de Mestrado], Escola de Governo Professor Paulo Neves de Carvalho da Fundação João Pinheiro, 2006, 35p.

Mandell, L. A. Community-acquired pneumonia. Etiology, epidemiology, and treatment. *Chest*, v.108(2), p.S35 -S42, 1995.

Mandell, L. A. et al. Infectious Diseases Society of America/American Thoracic Society Consensus Guidelines on the management of community-acquired pneumonia in adults. *Clin Infect Dis*, v.44, p.S27-72, 2007.

Mann, T. *Morte em Veneza*. 2.ed. Rio de Janeiro, Nova Fronteira, 2000, 161p.

Martins, H. S.; Cavalcanti, E. F. A. *Clínica médica: dos sinais e sintomas ao diagnóstico e tratamento*. Ed. Manole, São Paulo, 2007.

Marx, K.; Engels, F. *O manifesto comunista*. Ed. Boitempo, São Paulo, 1998, 256 p.

Massachusetts Medical Society. *Physician satisfaction survey 2001*. (Accessed October 8, 2003, at ttp://www.massmed.org/pages/ physiciansatisfaction.asp.), 25p.

Maulitz, R. Anatomie et anatomoclinique. In: Lecourt, D. *Dictionnaire de la pensée médicale*. 1.ed. Paris, Presses Universitaires de France, 2004, 1270p.

McKeown, T. *The role of medicine*, Oxford, Basil Blackwell, 1979 apud Singing, C. Critiques de la medicine. In: Lecourt, D. *Dictionnaire de La pensée médicale*. 1.ed. Paris, Presses Universitaires de France, 2004, p.302.

Mechanic, D. Changing medical organization and the erosion of trust. *Milbank Q.* v.74, p.171-189,1996 apud Mechanic, D; Mcalpine, D.D; Rosenthal, M. Are patients' office visits with physicians getting shorter? *N Engl J Med*, v.344, n.3, p.198-204, 2001.

Mechanic, D.; Mcalpine, D.D.; Rosenthal, M. Are patients' office visits with physicians getting shorter? *N Engl J Med*, v.344, n.3, p.198-204, 2001.

Medeiros, J. B. *Redação científica: a prática de fichamentos, resumos, resenhas*. 4.ed São Paulo, Atlas, 2000, 237p.

_____. Medical Professionalism in the New Millennium: A Physician Charter. *Ann Intern Med*, v.136, p.243-6, 2002.

Medical Professionalism in the New Millennium: A Physicians' Charter. *Lancet*, v.359, p.520-2, 2002.

Menezes, C. A. Do erro médico. *Revista de Direito Renovar*, Rio de Janeiro, n.27, p.101-10, 2003.

Metzl, J. M.; Herzig, R. M. Medicalisation in the 21st century: introduction. *Lancet*, v.369, p.697-8, 2007.

Moliere. *Le malade imaginaire*. Paris, Gallimard, 1999. 305p.

Moreira, H. H. S. *O acolhimento no SUS em Belo Horizonte: uma proposta inacabada.* [Tese de Mestrado], Escola de Governo Professor Paulo Neves de Carvalho da Fundação João Pinheiro, Belo Horizonte, 2006.

Morrell, D. C.; Evans, M. E.; Morris, R. W.; Roland, M. O. The "five minute" consultation: effect of time constraint on clinical content and patient satisfaction. *BMJ,* v.292, p.8703, 1986.

Morrison, I. The future of physicians' time. *Ann Intern Med*, v.132, p.80-4, 2000.

Mundy, L. M.; Oldach, D.; Auwaerter, P. G.; Gaydos, C. A.; Moore, R. D.; Bartlett, J. G.; Quinn, T. C. Implications for macrolide treatment in community-aquired pneumonia. Hopkins CAP Team. *Chest*, v.113, p.1201-6, 1998.

Neri, M. *O retorno da educação no mercado de trabalho.* Centro de Políticas Sociais, Fundação Getúlio Vargas, Rio de Janeiro, 2005. Disponível em: <http://www cps.fgv.br/simulador/quali2/Apresentação/FGV_Pesquisa_Retornos_da_Educação pdf>. Acesso em 22 mai. 2013.

Niederman, M. Community-Acquired Pneumonia. In the clinic. *Ann Intern Med.*, p.ITC4-1-ITC4-14, 2009.

_____. Niederman, M. S. et al. Guidelines for the initial management of adults with community-acquired pneumonia: diagnosis, assessment of severity, and initial antimicrobial therapy. *Am Rev Respir Dis,* v.148, p.1418-26, 1993.

Niederman, M.S. et al. Guidelines for the management of adults with community-acquired pneumonia. Diagnosis, assessment of severity, antimicrobial therapy, and prevention. *Am J Respir Crit Care Med*, v.163, p.1730-54, 2001.

Niederman, M. Review of treatment guidelines for community-acquired pneumonia. *Am J Med*, v.117(3A), p.51S-57S, 2004.

Nietztsche, F. *Assim falou Zaratustra: um livro para todos e para ninguém.* 9.ed. Rio de Janeiro, Bertrand Brasil, 1998, 331p.

_____. Nietztsche, F. *Humano, demasiado humano.* Companhia das Letras, São Paulo, 2000, 349 p.

Osler, W. The natural method of teaching the subject of medicine. *Jama*, v.36, p.1673-9, 1901 *apud* Belkin, B. M.; Nelson, A. F. The art of observation: Willian Osler and the method of Zadig. *Ann Intern Med*, p.863-6, 1992.

Ovídio. *Metamorfoses.* 1.ed. São Paulo, Martin Claret, 2003, 135p.

Palombini, B.C.; Silva, L. C. C., Porto, N. S.; Gastal, O. L. *Pneumonias comunitárias e complicações cirúrgicas.* In: Veronese, R.; Focaccia, R. *Tratado de Infectologia.* São Paulo, Ateneu, 1996, p.1711-24.

Pedroso, E. R. P.; Rocha, M. O. C.; Silva, O. A. *Clínica médica: os princípios da prática ambulatorial.* 1.ed. Atheneu, 1993, 1516 p.

Pereira, A. C. et al. Clinical judgment and treatment options in stable multivessel coronary artery disease: results from the one-year follow-up of the MASS II (Medicine, Angioplasty, or Surgery Study II). *J Am Coll Cardiol,* v.48, p.948-53, 2006.

Pigeaud, J. Art. In: Lecourt, D. *Dictionnaire de la pensée médicale.* 1.ed. Paris, Presses Universitaires de France, 2004, p.93-102.

Pope, J. *Even top hospitals make mistakes.* CBS News 2003, September 29. Disponível em: <http://www.cbsnews.com/stories/2003/09/29/health/main575546.shtml>.

Psaty, B. M.; Kronmal, R. A. Reporting mortality findings in trials of rofecoxib for Alzheimer disease or cognitive impairment: a case study based on documents from rofecoxib litigation. *Jama*, v.299, n.15, p.1813-17, 2008.

Quill, T. Death and dignity: a case of individualized decision making. *N Engl J Med*, v.324, p.691-4, 1991.

Quill, T. Dying and decision making – evolution of end-of-life options. *N Engl J Med*, v.350, n.20, p.2029-32, 2004.

Raynaud, P. Nietzsche, Friedrich. In: Canto-Sperber, M. *Dicionário de ética e filosofia moral.* São Leopoldo, Ed. Universidade do Vale do Rio dos Sinos, 2003a, p.239-45.

Ridsdale, L.; Carruthers, M.; Morris, R.; Ridsdale, J. Study of the effect of time availability on the consultation. *Journal of the Royal College of General*, 1989, p.488-91.

Robert, S. Online disclosure of physician–industry relationships. *N Engl J Med*, 2009, p.325-7.

Robinson, J. *The corporate practice of medicine: competition and innovation in health care.* Berkeley, University of California Press, 1999 *apud* Mechanic, D.; Mcalpine, D. D.; Rosenthal, M. Are patients' office visits with physicians getting shorter? *N Engl J Med*, v.344, n.3, p.198-204, 2001.

Rocha, L. O. S. A tecnologia e o exercício da clínica na contemporaneidade. In: A doença e o sentido do adoecer – Desafio de uma proposta interdisciplinar na área de saúde, Associação Médica de Minas Gerais, Belo Horizonte. *Anais do XIV Congresso Brasileiro de Medicina Psicossomática.* Belo Horizonte, 2004, p.24-27.

Rocha, M. O. C.; Pedroso, E. R. P.; Fonseca, J. G. M.; Silva, O. A. *Terapêutica clínica.* Ed. Guanabara Koogan, 1998, 1309p.

Rodrigues, L. O. C., Resende, N. A. O tamanduá olímpico a caminho da obesidade científica. *Rev Med Minas Gerais,* v.20(3), p.375-9, 2010.

Rónai, P. *Dicionário universal Nova Fronteira de citações.* 1.ed. Rio de Janeiro, Ed. Nova Fronteira, 1985, 1051p.

Rose, N. Beyond medicalisation. *Lancet*, v.369, p.700-1, 2007.

Rosón, B.; Carratalà, J.; Verdaguer, R.; Dorca, J.; Manresa, F.; Gudiol, F. Prospective study of the usefulness of sputum Gram stain in the initial approach to community-acquired pneumonia requiring hospitalization. *Clin Infect Dis*, v.31, p.869 -74, 2000.

Ross, J. S.; Hill, K. P.; Egilman, D.S.; Krumholz, H. M. Guest authorship and ghostwriting in publications related to rofecoxib: a case study of industry documents from rofecoxib litigation. *Jama*, v.299, n.152, p.1800-12, 2008.

Roudinesco, E.; Plon, M. *Dicionário de psicanálise.* Rio de Janeiro, Jorge Zahar Ed., 1998, 874p.

Roudinesco, E. Les psy face à l'idéologie de l'expertise". *Journal Le Monde*, Paris, 18 jan. 2008.

Roudinesco, E. *Por que a psicanálise?* Rio de Janeiro, Jorge Zahar Ed., 2000, 163 p.

Roumains, J. *Knock: ou le triomphe de la medicine.* Paris, Gallimard, 1993, 167p.

Roy-Byrne, P; Craske, M.G; Stein, M.B. Panic disorder. *Lancet*, v.368, 2006.

Sachs, G.S et al. Effectiveness of Adjunctive antidepressant treatment for bipolar depression. *N Engl J M*, v.356, n.17, p.1711-22, 2007.

Santos, B.S. *Um discurso sobre as ciências*. 2.ed. São Paulo, Córtex Ed., 2004, 92p.

Selvin, E.; Mmarinopoulos, S.; Berkenblit, G.; Rami, T.; Brancati, F. L.; Powe, N. R.; Golden, S. H. Meta-analysis: glycosylated hemoglobin and cardiovascular disease in diabetes mellitus. *Ann Intern Med*, v.141, p.421-31, 2004.

Sennet, R. *A corrosão do caráter: consequências pessoais do trabalho no novo capitalismo*. 7.ed. Rio de Janeiro, Ed. Record, 2003, 204p.

Severino, J. A. *Metodologia do trabalho científico*. 23.ed. São Paulo, Cortez Ed., 2007, 304p.

Shuval, K.; Shachak, A.; Linn, S.; Brezis, M.; Feber-Bubis, P.; Reis, S. The impact of an evidence-based medicine educational intervention on primary care physicians: a qualitative study. *J Gen Intern Med*, v.22, p.327-31, 2005.

Sibbald, B.; Bojke, C.; Gravelle, H. National survey of job satisfaction and retirement intentions among general practitioners in England. *BMJ*, v.326, p.22-5, 2003.

Sicard, D. *L'alibi éthique*. Paris, Plon, 2006, 237p.

Sigerist, H. E. *Introdution à la medicine*. Paris, Ed. Payot, 1932. *apud* Canguilhem, G. *O normal e o patológico*. 5.ed. Rio de Janeiro, Ed. Forense universitária, 2002, 307 p.

Singing, C. *Critiques de la médicine*. In: Lecourt, D. *Dictionnaire de la pensée médicale*. 1.ed. Paris, Presses Universitaires de France, 2004, 1270p.

Smith, C. M. Origin and uses of primum non nocere: above all, do no harm! *J. Clin. Pharmacol*, p.371-7, 2005.

Smith, R. Why are doctors so unhappy? *BMJ*, v.322, p.1073-4, 2001.

Solloway, M.; LaFrance, S.; Bakitas, M.; Gerken, M. A chart review of seven hundred eighty-two deaths in hospitals, nursing homes, and hospice/home care. *Journal of Palliative Medicine*, v.8, p.789-96, 2005.

Sournia, J. C. *Histoire de la médicine*. Paris, Ed. La Découverte & Syros, 1997, 358p.

Stein, P. D.; Terrin, M. L.; Hales, C. A.; Palevsky, H. I.; Saltzman, H. A.; Thompson. B.T.; Weg, J. G. Clinical, laboratory, roentgenographic, and electrocardiographic findings in patients with acute pulmonary embolism and no pre-existing cardiac or pulmonary disease. *Chest*, v.100, n.3, p.598-603, 1991.

Steinbrook, R. Online disclosure of physician–industry relationships. *N Engl J Med*, p.325-27, 2009.

Stirling, A. M.; Wilson, P.; McConnachie, A. Deprivation, psychological distress, and consultation length in general practice. *British Journal of General Practice*, v.51, p.456-460, 2001.

Stone, T. T.; Mantese, A. Conflicting values and the patient-provider relationship in managed care. *J Health Care Finance*, v.26, p.48-62, 1999.

Stout, J. E., Y U, V. L. Legionellosis. *N Engl J Med*, v.337, p.682-7, 1997.

Stratton, I.M. et al. Association of glycaemia with macrovascular and microvascular complications of type 2 diabetes (UKPDS 35): prospective observational study. *BMJ*, v.321. p.405-12, 2000.

Studdert, D. M.; Mello, M. M.; Brennan, T. A. Medical malpractice. *N Engl J Med*, v.350, p.286-92, 2004.

Studdert, D. M., et al. Claims, errors, and compensation payments in medical malpractice litigat. *N Engl J Med*, v.354, p.2024-33, 2006.

Sturm, R. The impact of practice setting and financial incentives on career satisfaction and perceived practice limitations among surgeons *Am J Surgery*, v.183, p.222-5, 2002.

Superior Tribunal de Justiça. 2008. Disponível em: <www.stj.gov.br/portal_stj publicacao engine.wsp?tmp.area=398&tmp.texto=89920>. Acesso em: 12 jun. 2009.

The action to control cardiovascular risk in diabetes study group effects of intensive glucose lowering in type 2 Diabetes. *N Engl J Med*, v.358, p.2545-59, 2008.

The Bypass Angioplasty Revascularization Investigation Investigators. Comparison of coronary bypass and angioplasty in patients with multivessel disease. *N Engl J Med*, v.335, p.217-25, 1996.

The Solvd Investigators. Effect of enalapril on mortality and the development of heart failure in asymptomatic patients with reduced left ventricular ejection fractions. *N Engl J Med*, v.327, p.685-91, 1992.

Tomes, N. Patient empowerment and the dilemmas of late-modern medicalisation. *Lancet*, v.369, p.698–700, 2007.

Top 200 generic drugs by unit in 2007: A listing of the top 200 generic drugs by units in 2007. *Drug Topics*, 18 fev. 2008.

Top 200 generic drugs by units in 2006: A listing of the top 200 generic drugs by units in 2006. *Drug topics*, v.151, n.5, p.25, 2007.

Tosi, R. *Dicionário de sentenças latinas e gregas.* 1.ed. São Paulo, Martins Fontes, 1996, 904 p.

Touraine, A. *Crítica da modernidade.* 6.ed. Petrópolis, Ed. Vozes, 2002, 431p.

Townend, J. N. Guidelines on guidelines. *Lancet*, v.370, p.740, 2007.

Treatment for Adolescents with Depression study (TADS). Randomized Controlled Trial. Fluoxetine, Cognitive-Behavioral Therapy, and Their Combination for Adolescents With Depression. *Jama*, v.292, n.7, p.807-20, 2004.

Tricoci, P.; Allen, J. M.; Kramer, J. M.; Califf, R. M.; Califf, R. M.; Smith Jr, S. C. Scientific Evidence Underlying the ACC/AHA Clinical Practice Guidelines. *Jama*, v.301, n.8, p.831-41, 2009.

Trumbic, B. Evidence-based medicine. *EBM Journal*, 1998. (13), p.1. In: Lecourt, D. *Dictionnaire de La pensée médicale.* 1.ed. Paris, Presses Universitaires de France, 2004, 1270p.

Turato, E. R. *Tratado da metodologia da pesquisa clínico-qualitativa.* 2.ed. Petrópolis, Ed. Vozes, 2003, 685 p.

Turner, E. H.; Matthews, A. M.; Linardatos, E. A.; Tell, R. A.; Rosenthal, R. Selective Publication of Antidepressant Trials and Its Influence on Apparent Efficacy. *N Engl J Med*, v.358, p.252-60, 2008.

Ubel, P. A. *Pricing life: why it's time for health care rationing*. Cambridge, Mass.: MIT Press, 2000 *apud* Mechanic, D.; Mcalpine, D.D.; Rosenthal, M. Are patients' office visits with physicians getting shorter? *Engl J Med*, v.344, n.3, 198-204, 2001.

Van der Eerden, M. M.; Vlaspolder, F.; De Graaff, C. S.; Groot, T.; Bronsveld, W.; Jansen, H. M.; Boersma, W. G. Comparison between pathogen directed antibiotic treatment and empirical broad spectrum antibiotic treatment in patients with community acquired pneumonia: a prospective randomised study. *Thorax*, v.60, p.672-8, 2005.

Voltaire, F. M. A. *Cândido e o otimismo*. São Paulo, Ed. Ediouro, Publifolha, 1998, 125p.

Weber, M. *A ética protestante e o "espírito" do capitalismo*. São Paulo, Ed. Schwarcz Ltda, 2004, 335p.

Williams, E. S. et al. For the SGIM career satisfaction study group. Physician, practice, and patient characteristics related to primary care physician physical and mental health: results from the physician worklife study. *Health Serv Res*, v.37, n.1, p.119-43, 2002.

Williams, R. R.; Kojak, C.; Rubin, A. A multicenter, randomized study comparing the efficacy and safety of intravenous and/or oral levofloxacin versus ceftriaxone and/or cefuroxime axetil in treatment of adults with community-acquired pneumonia. *Antimicrob Agents Chemother*, v.41, p.1965-72, 1997.

Wilson, A.; Childs, S. The relationship between consultation length, process and outcomes in general practice: a systematic review. *British Journal of General Practice*, v.52, p.1012-20, 2002.

Wilson, A.; McDonald, P.; Hayes, L.; Cooney, J. Health promotion in the general practice consultation: a minute makes a difference. *BMJ*, v.304, p.227-30, 1992.

Yarnall, K. S.; Pollak. K. I.; Ostbye, T.; Krause, K. M.; Michener, J. L. Primary care: is there enough time for prevention? *Am J Public Health*, v.93, p.635-41, 2003.

Zuger, A. Dissatisfaction with medical practice. *N Engl J Med*, v.350, p.69-75, 2004.

SOBRE O AUTOR

Ricardo de Menezes Macedo é médico formado em 1986, mestre e doutor em medicina. Além do exercício diário da clínica, é professor do departamento de Clínica Médica da Faculdade de Medicina da UFMG.

Impresso em São Paulo, SP, em abril de 2014,
em papel avena 80 g/m², nas oficinas da Graphium.
Composto em AGaramond Pro, corpo 12 pt.

Não encontrando esta obra nas livrarias,
solicite-a diretamente à editora.

Escrituras Editora e Distribuidora de Livros Ltda.
Rua Maestro Callia, 123
Vila Mariana – São Paulo, SP – 04012-100
Tel.: (11) 5904-4499 – Fax: (11) 5904-4495
escrituras@escrituras.com.br
vendas@escrituras.com.br
imprensa@escrituras.com.br
www.escrituras.com.br